U0746431

全国高等教育五年制临床医学专业教材精编速览

医学免疫学

主　编　邹义洲

副主编　王　洁　任碧琼　张　舟

中国健康传媒集团

中国医药科技出版社

内 容 提 要

本书为全国高等教育五年制临床医学专业教材精编速览之一，系全国普通高等医学院校五年制临床医学专业"十三五"规划教材《医学免疫学》配套辅导用书，精炼教材内容，突出重点。其内容主要包括免疫学概论、免疫器官和组织、自身免疫病、肿瘤免疫、免疫学检测技术的基本原理及应用等。

本书主要供全国普通高等医学院校五年制临床医学专业学生使用，也可作为准备研究生入学考试和执业医师资格考试的参考用书。

图书在版编目（CIP）数据

医学免疫学／邹义洲主编. —北京：中国医药科技出版社，2018. 12

全国高等教育五年制临床医学专业教材精编速览

ISBN 978 – 7 – 5214 – 0531 – 6

Ⅰ. ①医⋯ Ⅱ. ①邹⋯ Ⅲ. ①医学—免疫学—高等学校—教材 Ⅳ. ①R392

中国版本图书馆 CIP 数据核字（2018）第 243104 号

美术编辑 陈君杞

版式设计 诚达誉高

出版 **中国健康传媒集团**｜中国医药科技出版社

地址 北京市海淀区文慧园北路甲 22 号

邮编 100082

电话 发行：010 – 62227427 邮购：010 – 62236938

网址 www. cmstp. com

规格 889 × 1194mm ¹⁄₁₆

印张 8¼

字数 213 千字

版次 2018 年 12 月第 1 版

印次 2018 年 12 月第 1 次印刷

印刷 大厂回族自治县彩虹印刷有限公司

经销 全国各地新华书店

书号 ISBN 978 – 7 – 5214 – 0531 – 6

定价 **29. 00 元**

《全国高等教育五年制临床医学专业教材精编速览》
《全国高等教育五年制临床医学专业同步习题集》

出 版 说 明

为满足全国高等教育五年制临床医学专业学生学习与复习需要，帮助医学院校学生学习、理解和记忆教材的基本内容和要点，并进行自我测试，我们组织了国内一流医学院校有丰富一线教学经验的教授级教师，以全国统一制订的教学大纲为准则，围绕临床医学教育教材的主体内容，结合他们多年的教学实践编写了《全国高等教育五年制临床医学专业精编速览》与《全国高等教育五年制临床医学专业同步习题集》两套教材辅导用书。

本教材辅导用书满足学生对专业知识结构的需求，在把握教材内容难易程度上与相关教材相呼应，编写的章节顺序安排符合教学规律，按照教案形式归纳总结，内容简洁，方便学生记忆，使学生更易掌握教材内容，更易通过考试测试。在《精编速览》中引入"重点、难点、考点""速览导引图""临床病案分析"，使学生轻松快速学习、理解和记忆教材内容与要点；《同步习题集》是使学生对学习效果进行检测，题型以选择题［A 型题（最佳选择题）、B 型题（共用备选答案题）、X 型题（多项选择题）］、名词解释、填空题、简答题、病例分析题为主。每道题后附有答案与解析，可以自测自查，帮助学生了解命题规律与提高解题能力。

本书可供全国高等教育五年制临床医学专业本科、专科学生和参加医学研究生入学考试的考生使用，也可直接作为医学生准备执业医师考试的模拟练习用书。

中国医药科技出版社

2018 年 12 月

《全国高等教育五年制临床医学专业教材精编速览》
《全国高等教育五年制临床医学专业同步习题集》
建设指导委员会

编 委 会

前　言

　　为了使医学生和相关专业学生更好地学习医学免疫学知识、快速地掌握重点和难点、高效率地理解和把握核心知识，我们编写了全国高等教育五年制临床医学专业教材精编速览以及全国高等教育五年制临床医学专业教材同步习题集。

　　本书为全国普通高等医学院校五年制临床医学专业最新版《医学免疫学》配套辅导用书，以全国医学院校教学大纲和执业医师资格考试大纲为依据，精炼教材内容，突出重点，减轻医学生学习负担，改变信息太多、思考太少的现状。本书可供五年制医学生课后复习和期末备考使用，也可作为医学生准备研究生入学考试和执业医师资格考试的参考用书。

　　本书由中南大学基础医学院牵头组织，多所医学院校免疫学教学经验丰富的一线教师编写，各章的编写人员均具有教授或副教授职称。感谢各位编委在本书编辑中付出的辛勤劳动。

　　本书编写力求符合现代医学教育的最新理念，力求帮助学生在较短的时间内掌握医学免疫学的核心知识和基本方法。但书中仍可能存在一些疏漏和不足之处，恳请广大师生和读者批评指正。

2018 年 5 月

目　录

第一章 免疫学概论

速览导引图

```
·中枢免疫器官：骨髓、胸腺、        ┌──────┐                              ┌─────────────────────┐
 法氏囊（禽类动物）               │免疫器官│                             │免疫系统基本功能        │
·外周免疫器官：脾脏、淋巴结、      └──────┘                             │·免疫防御              │
 黏膜相关淋巴组织、皮肤相关淋                                           │·免疫监视              │
 巴组织                                                                │·免疫自稳              │
                                                                      └─────────────────────┘

 淋巴细胞、单核细胞、树突状        ┌──────┐  免疫  免疫                 固有免疫
 细胞和其他免疫细胞等             │免疫细胞│  系统  学概论               ·解剖或物理屏障
                                └──────┘  的组成                      ·生理屏障
                                                                      ·吞噬细胞
                                                         免疫          ·炎症反应
                                                         应答
 ·膜型分子：TCR、BCR、CD          ┌──────┐              分类            适应性免疫
 分子、MHC分子、黏附分子等        │免疫分子│                            ·淋巴细胞：T淋巴细胞、
 ·分泌型分子：补体、细胞因        └──────┘                             B淋巴细胞
 子、免疫球蛋白等                                                      ·抗原提呈细胞：巨噬细
                                                                       胞、B细胞和树突状细胞
                                                                      抗体适应性免疫特点
                                                                      ·可诱导性
                                                                      ·特异性
                                                                      ·记忆性
                                                                      ·多样性
                                                                      ·区分自身与非己
                                                                      ·自身限制性
```

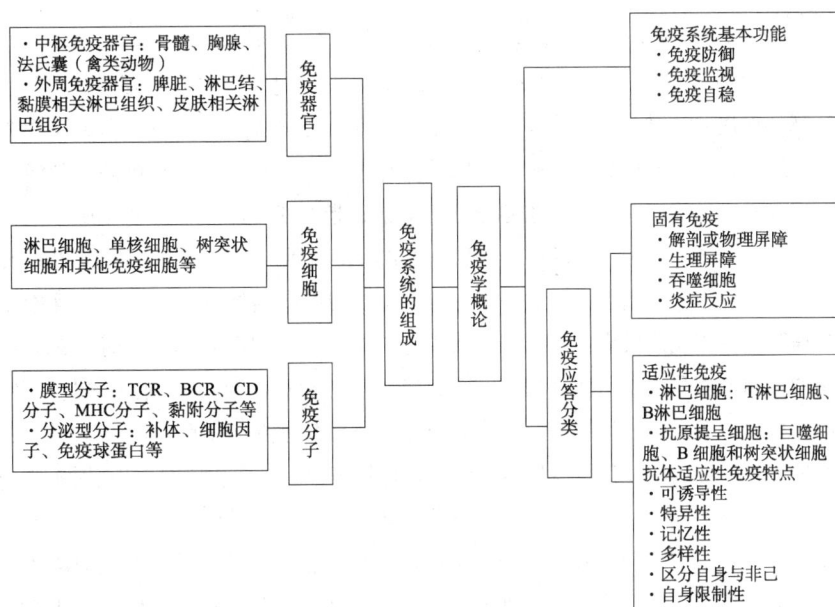

免疫（immunity）的意思是由早期的"免除税赋""免除瘟疫"，引申为对疾病具有"抵抗"能力而得来的。经过一个多世纪演绎，已发展成今天独立的学科。现代"免疫"是指机体免疫系统识别自身与异己物质，通过免疫应答排除抗原性异物维持正常生理平衡的功能。医学免疫学是以人体免疫系统的结构和功能为对象，研究其免疫应答机制与免疫病理，进而应用于疾病预防、临床诊断和治疗的基础学科。

1. 免疫系统的组成

免疫系统由免疫组织与器官、免疫细胞和免疫分子组成。三个组成部分见表1-1。

表1-1 免疫系统组成及其组成成分

免疫器官		免疫细胞	免疫分子	
中枢	外周	各分化细胞	膜型分子	分泌型分子
胸腺	脾脏	淋巴细胞	TCR	补体
骨髓	淋巴结	单核-巨噬细胞	BCR	细胞因子
法氏囊（禽类）	黏膜相关	树突状细胞	CD分子	免疫球蛋白
	淋巴组织	其他APC	黏附分子	
	皮肤相关	其他免疫细胞	MHC分子	
	淋巴组织	（粒细胞、红细胞、	其他	
		血小板等）		

免疫系统通过其组成成分间的相互配合对外来的物质或进入机体的抗原进行应答反应，分为固有（天然）免疫和适应性（获得性或特异性）免疫。两者的比较见表 1 - 2。

表 1 - 2　固有免疫与适应性免疫的比较

固有（天然）免疫	适应性（获得性或特异性）免疫
胚系基因编码的受体识别病原体	基因重排的受体识别病原体
受体具有广泛特异性	受体具有精细特异性
抗原识别的受体为 PRR	抗原识别受体为 TCR 和 BCR
及时应答	迟发应答（3~5d）
无免疫记忆	有免疫记忆
所有后生动物中都存在	仅在脊椎动物中存在

（1）固有免疫　提供机体对病原微生物早期感染的天然屏障，依次组成 4 道防线，其参与的成分如下。①解剖的或物理屏障，如皮肤、黏膜等。这道屏障位于机体内外环境界面上，对病原微生物的入侵起到机械阻挡作用。体内的血脑屏障、血睾屏障、血胸腺屏障等都属于这类屏障。②生理屏障，如溶菌酶。这道屏障中有能起到杀菌、抑菌效应的物质，包括皮脂腺分泌的不饱和脂肪酸、汗腺分泌的乳腺、消化系统中的胃酸等。此外，一些免疫活性分子（补体、细胞因子等）也出现在这道屏障，以抵御病原体的入侵。③吞噬细胞，如单核细胞、中性粒细胞、巨噬细胞。这些细胞具有较强的吞噬病原体的能力，并且能在一定条件下活化并杀伤被吞噬的病原体。④炎症反应：前面三道防线都不能有效抵御病原体入侵时，就会导致机体产生炎症反应，造成组织器官功能紊乱或发生病理损伤，但炎症反应也是机体清除入侵病原体的一种有效方式。

固有免疫应答的特点如下。①与生俱来：机体的固有免疫是由遗传获得的，针对病原体入侵可迅速应答。②非特异性：固有免疫对各种病原体都可应答，无特异性应答现象。③多次免疫并不能增强应答反应：固有免疫没有记忆性，其应答模式和强度不因与病原体的反复接触而改变。④多样性有限。

（2）适应性免疫　一旦固有免疫防线被攻破，适应性免疫应答就会被特异性的抗原激活，从而提供对这种抗原特异性清除的免疫反应，并能持续保护机体面对相同抗原的再次挑战，参与适应性免疫应答的成分如下。①淋巴细胞：T 淋巴细胞、B 淋巴细胞。其中 T 淋巴细胞主要参与细胞免疫，B 淋巴细胞主要参与体液免疫。同时 T、B 细胞之间存在复杂的相互作用，T 淋巴细胞中的 CD4$^+$Th1 亚群细胞是细胞免疫的中枢细胞，而 CD4$^+$Th2 细胞则是启动机体体液免疫的核心细胞；CD8$^+$CTL 是执行细胞免疫效应的重要细胞；B 淋巴细胞分化为浆细胞后，通过产生并分泌抗体发挥效应。②抗原提呈细胞：巨噬细胞、B 细胞和树突状细胞。这三种细胞高表达 MHC - Ⅱ类分子，可参与机体抗原提呈过程，启动适应性免疫应答。其中树突状细胞是目前已知的提呈抗原能力最强的抗原提呈细胞。③抗体：由浆细胞分泌的具有生物活性的免疫球蛋白，是体液免疫应答中主要的生物活性介质，初次应答主要是以 IgM 类抗体为主，再次应答则主要以 IgG 类抗体为主。不同抗体可在一定条件下发生类别转换。

适应性免疫应答的特点如下。①可诱导性：病原体或抗原成分能诱导机体产生针对其的适应性免疫应答，这种能力称为可诱导性。可诱导性保证了机体能有效针对入侵的病原体或抗原产生免疫应答并将其清除。②特异性：适应性免疫应答针对特定的病原体或抗原产生应答效应，对其他病原体或抗原不产生应答效应。但其他病原体刺激机体后，机体也可产生相应的适应性免疫应答。③记忆性：适应性免疫应答具有记忆能力，当再次遇到相同的病原体或抗原时，能快速产生更高水平、持续时间更长的应答效应。④多样性：与固有免疫应答不同，适应性免疫应答的方式非常多样化，根据病原体或抗原种类的不同而产生不同的应答方式。⑤区分自身与非己：机体适应性免疫应答只针对外来病原体或抗原产生应答，对自身成分不产生应答，表现为免疫耐受现象。⑥自身限制性：在抗原刺激后，所有正常的免疫应答水平随着时间延长而发生衰减，最终回到静息的基础状态，这一过程称为自身稳定，对于防止机体免疫效应过程而产生病理损伤有着重要的作用。此外，机体也存在着限制免疫应答水平的自身调节机制，如调节性 T 细胞（Treg）等。

2. 固有免疫与适应性免疫的相互作用

1）吞噬细胞处理和提呈抗原给特异性的 T 细胞，激活适应性免疫应答：吞噬细胞不仅能吞噬病原体，也能参与抗原提呈过程，将抗原加工处理后提呈给特异性的 T 细胞，从而启动适应性免疫应答。

2）巨噬细胞释放细胞因子可以活化特异性的免疫反应：巨噬细胞可分泌多种细胞因子，通过细胞因子之间复杂的网络化效应，激活机体特异性的免疫反应。

3）T 淋巴细胞释放的细胞因子能增强吞噬功能：Th1 细胞产生的 IFN – γ 能极大地活化并增强巨噬细胞的吞噬功能，并能帮助巨噬细胞有效杀灭被吞噬的病原微生物。

4）抗体结合抗原，激活补体，清除入侵的病原体。

5）抗体和补体具有免疫调理作用。

6）细胞因子可刺激固有免疫和适应性免疫应答。

3. 免疫系统的基本功能

免疫系统具有三大功能，即免疫防御、免疫监视和免疫自稳。

1）免疫防御的对象是外来的病原微生物（包括细菌、病毒、寄生虫等）。当病原体进入机体后，诱导机体的免疫系统对其产生应答，首先是引起非特异性的固有免疫应答。当固有免疫应答无法完全清除这些病原体时，就会引起后续特异性的适应性免疫应答，以达到完全清除这些病原体，保护机体自身，同时形成免疫记忆，当下次遇到相同病原体时就会产生更快更强的免疫应答反应。如果适应性免疫应答也无法完全清除入侵的病原体，那么就会导致慢性感染甚至死亡。

2）免疫监视的对象主要是体内突变的肿瘤细胞。机体在生活过程中由于各种原因，总是会不断出现各种肿瘤细胞，肿瘤细胞表面的 MHC – I 类分子表达下调、过度表达某些自身抗原或表达肿瘤特异性抗原，主要启动以 NK 细胞为主的杀伤效应，从而能被机体免疫系统识别并清除。

3）免疫自稳的对象主要是机体内衰老、凋亡、坏死的细胞和免疫复合物等。主要通过免疫系统中的吞噬细胞实现这一功能，从而保持机体自身内环境的稳定。例如，外周血中衰老的红细胞就是在脾脏被吞噬清除的，临床上脾脏功能亢进导致贫血，就是因为红细胞在脾脏中被病理性的过度吞噬清除所导致的。

（邹义洲）

第二章　免疫器官和组织

重点	中枢免疫器官和外周免疫器官的组成和功能；淋巴细胞再循环的意义
难点	淋巴细胞归巢
考点	中枢免疫器官和外周免疫器官的组成和功能；淋巴细胞再循环的意义

速览导引图

- 骨髓
  - 组成
    - ·所有血细胞（包括免疫细胞）的发源地
    - ·B细胞发育成熟的场所
    - ·位于骨髓腔中，分为红骨髓和黄骨髓
    - ·红骨髓造血功能活跃
    - ·骨髓中造血干细胞具有高度自我更新能力和多项分化潜能的造血前体细胞，血细胞均由其分化而来
  - 功能
    - ·各类血细胞和免疫细胞发生的场所
    - ·B细胞和NK细胞分化成熟的场所
    - ·体液免疫应答发生的场所
- 胸腺
  - 组成
    - ·由胸腺细胞和胸腺基质细胞（TSC）组成
    - ·胸腺细胞是处于不同分化阶段的T细胞
    - ·TSC包括胸腺上皮细胞、巨噬细胞、树突状细胞和成纤维细胞
    - ·皮质：大部分为胸腺细胞（主要是未成熟T细胞）
    - ·髓质：含大量胸腺髓质上皮细胞和疏散分布的较成熟的胸腺细胞、单核细胞和DC
  - 微环境
    - ·主要有胸腺基质细胞、细胞外基质等组成，是决定T细胞分化、增殖和选择性发育的重要条件
    - ·通过分泌细胞因子和胸腺肽类分子、细胞-细胞相互接触两种方式影响胸腺细胞的分化发育
  - 功能
    - ·T细胞分化、成熟的场所
    - ·免疫调节作用
    - ·自身耐受的建立与维持

中枢免疫器官

外周免疫器官

免疫器官和组织

- 淋巴结
  - 组成
    - ·皮质：分为浅皮质区和深皮质区。浅皮质区是B细胞定居的场所，成为非胸腺依赖区，抗原刺激后，形成生发中心。深皮质是T细胞定居的场所，成为胸腺依赖区
    - ·髓质：由髓索和髓窦组成，髓索含丰富B细胞和浆细胞，髓窦内富含巨噬细胞，有较强的滤过作用
  - 功能
    - ·T细胞和B细胞定居的场所
    - ·免疫应答发生的场所
    - ·参与淋巴细胞再循环
    - ·过滤作用
- 脾
  - 组成
    - ·白髓为密集的淋巴组织，由围绕中央动脉而分布的动脉周围淋巴鞘、淋巴小结和边缘区组成
    - ·红髓分布于被膜下、小亮周围及白髓边缘区外侧的扩大区域，由脾索和脾血窦组成
  - 功能
    - ·T细胞和B细胞定居的场所
    - ·免疫应答发生的场所
    - ·合成生物活性物质
    - ·过滤作用
- 黏膜相关淋巴组织
  - 组成
    - ·在呼吸道、肠道、泌尿生殖道的黏膜及黏膜下固有层中散在的无被膜的淋巴组织
  - 功能
    - ·行使黏膜局部免疫应答
    - ·产生分泌型IgA
- 淋巴细胞归巢
  - ·血液中淋巴细胞选择性趋向迁移并定居于外周免疫器官的特定区域或特定组织的过程，淋巴细胞表面不同的黏附分子（归巢受体）与特定组织HEV表面的黏附分子（地址素）的相互作用决定该细胞的去向
- 淋巴细胞再循环
  - ·指定居在外周免疫器官的淋巴细胞，由输出淋巴管经淋巴干、胸导管或右淋巴导管进入血液循环；经血液循环到达外周免疫器官后，穿越HEV，重新分布于全身淋巴器官和组织的反复循环过程

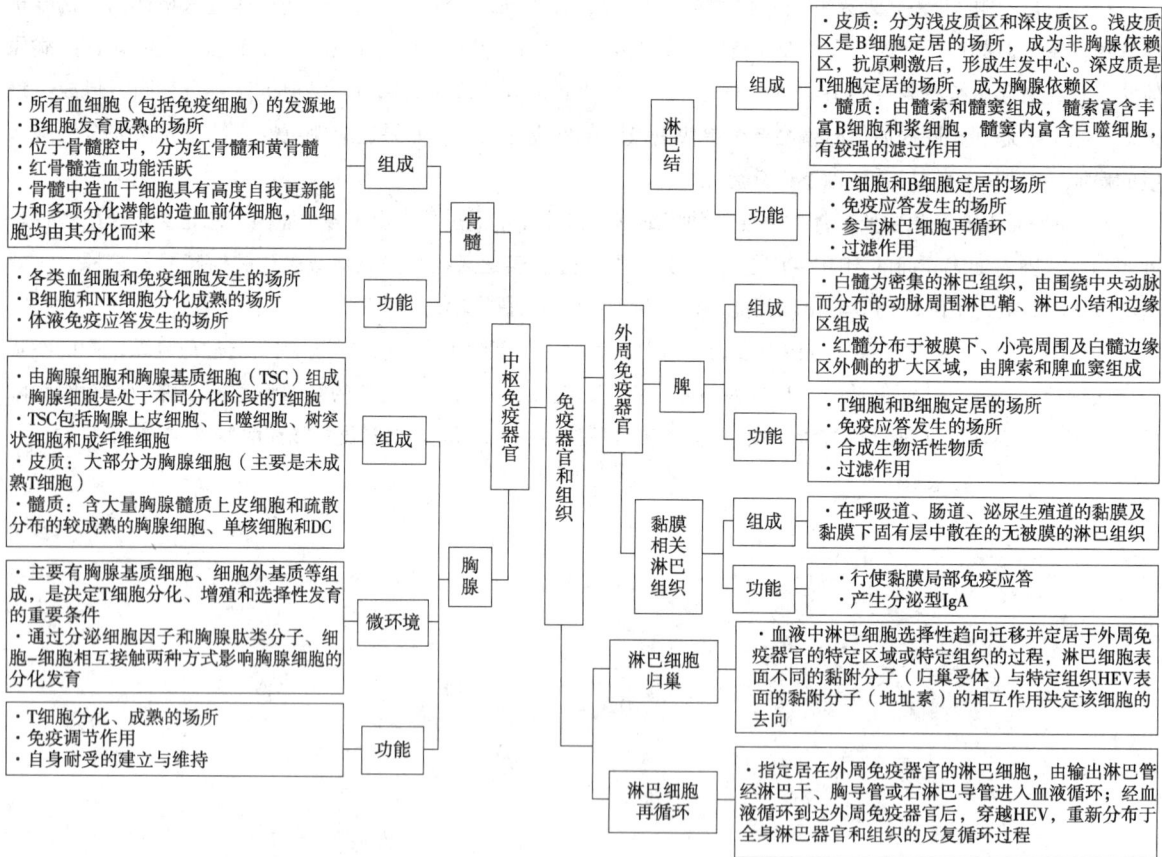

一、中枢免疫器官及其功能

中枢免疫器官即初级淋巴器官，是各类免疫细胞发生、分化、发育和成熟的场所。在人类和哺乳动物中包括骨髓和胸腺。

1. 骨髓

（1）骨髓的结构及细胞组成　骨髓位于骨髓腔中，包括红骨髓和黄骨髓。红骨髓造血功能活跃，由脂肪

细胞、基质细胞、造血细胞和血窦组成，能产生各类血细胞和免疫细胞。黄骨髓主要是脂肪组织，当人体贫血时，它可以转化为红骨髓，参与造血。骨髓不但是造血器官，还是重要的免疫器官，同时也是B细胞发育成熟的场所。

（2）骨髓的功能　①各类血细胞和免疫细胞发生的场所：骨髓多能造血干细胞（HSC）在骨髓微环境中首先分化为髓样干细胞和淋巴样干细胞，前者进一步分化为粒细胞、单核细胞、树突状细胞、红细胞和血小板；后者则发育为各种淋巴细胞（T细胞、B细胞、NK细胞）的前体细胞。②B细胞和NK细胞分化成熟的场所：在骨髓中产生的各种淋巴细胞的祖细胞及前体细胞，部分随血液进入胸腺，发育为成熟T细胞；另一部分则在骨髓内继续分化为成熟B细胞或NK细胞。成熟的B细胞和NK细胞随血液循环迁移并定居于外周免疫器官。③体液免疫应答发生的场所：骨髓是发生再次体液免疫应答的主要部位。记忆性B细胞在外周免疫器官受抗原刺激后被活化，随后可经淋巴液和血液返回骨髓，在骨髓中分化成熟为浆细胞，产生大量抗体（主要为IgG），并释放至血液循环。在骨髓所发生的再次免疫应答，持久地产生大量抗体，成为血清抗体的主要来源。

2. 胸腺

（1）胸腺的结构及细胞组成　胸腺分左右两叶，表面覆盖有一层结缔组织被膜，被膜伸入胸腺实质，将实质分隔成若干胸腺小叶。胸腺小叶的外层为皮质，内层为髓质，皮 - 髓质交界处含有大量血管。胸腺皮质分为浅皮质区和深皮质区。皮质内85%～90%的细胞为未成熟T细胞（即胸腺细胞），并有胸腺上皮细胞（TEC）、巨噬细胞和树突状细胞（DC）等。髓质内含有大量胸腺上皮细胞和散在分布的较成熟的胸腺细胞、Mo/Md和DC。髓质内常见哈氏小体（Hassal's corpuscle），也称胸腺小体，由聚集的上皮细胞呈同心圆状包绕排列而成，是胸腺结构的重要特征。

（2）胸腺的功能　①T细胞分化、成熟的场所：胸腺是T细胞（特别αβT细胞）发育的主要场所。在独特的胸腺微环境作用下，经过复杂的选择性发育过程，90%以上的胸腺细胞凋亡，而只有少部分胸腺细胞最终分化发育成为成熟的功能性CD4$^+$T细胞或CD8$^+$T细胞，并获得自身免疫耐受和MHC限制性抗原识别能力。②免疫调节作用：胸腺基质细胞所产生的多种细胞因子和胸腺肽类分子对外周免疫器官和免疫细胞也具有调节作用。③自身耐受的建立与维持：T细胞在胸腺微环境发育过程中，自身反应性T细胞通过其抗原受体（TCR）与胸腺基质细胞表面表达的自身抗原肽 - MHC分子复合物发生高亲和力结合，引发阴性选择，启动细胞凋亡程序，导致自身反应性T细胞克隆消除，形成自身耐受。

二、外周免疫器官和功能

外周免疫器官又称次级淋巴器官，是淋巴细胞等免疫细胞定居、增殖以及产生免疫应答的场所。它主要包括淋巴结、脾脏和黏膜免疫系统。

1. 淋巴结

（1）淋巴结的组成　淋巴结表面覆盖有致密的结缔组织被膜，被膜结缔组织深入实质，构成小梁，作为淋巴结的支架。被膜外侧有数条输入淋巴管，输出淋巴管则由淋巴结"门"部离开。淋巴结的实质分为皮质区和髓质区两个部分。皮质区分为浅皮质区和深皮质区。靠近被膜下为浅皮质区，富含B细胞，称为非胸腺依赖区。浅皮质区与髓质之间的深皮质区又称副皮质区，富含T细胞，称为胸腺依赖区。髓质区由髓索和髓窦组成，髓索富含B细胞和浆细胞，髓窦内富含巨噬细胞，有较强的滤过作用。

（2）淋巴结的功能　①其是T细胞（75%）和B细胞（25%）的主要定居部位。②淋巴结是引流性抗原产生适应性免疫应答的场所。抗原通过淋巴液进入局部引流淋巴结，被DC捕获、处理并提呈给Th细胞，Th细胞进一步活化、增殖分化为效应T细胞。淋巴结中B细胞的活化首先发生在副皮质区，部分B细胞识别抗原，通过T、B细胞的协同作用，B细胞增殖分化为浆细胞，并分泌抗体。小部分B细胞和Th细胞迁移至皮质初级淋巴滤泡，通过 B 细胞和 T 细胞等的相互作用，B 细胞大量增殖形成生发中心。在生发中心产生的浆细胞成为再次免疫应答时抗体的主要来源。效应 T 细胞除在淋巴结内发挥免疫效应外，更主要的是随输出淋巴管经胸导管进入血流，再分布至全身发挥免疫效应。③参与淋巴细胞再循环。④过滤作用。

2. 脾

（1）脾的组成　脾外层为结缔组织被膜，被膜向脾内伸展形成若干小梁。脾实质可分为白髓和红髓。白髓为密集的淋巴组织，由围绕中央动脉而分布的动脉周围淋巴鞘、淋巴小结和边缘区组成。红髓分布于被膜下、小梁周围及白髓边缘区外侧的广大区域，由脾索和脾血窦组成。脾索为索条状组织，主要含 B 细胞、浆细胞、Mᵩ 和 DC；脾索间为脾血窦，其内充满血液。

（2）脾的功能　①T 细胞（40%）和 B 细胞（60%）的定居场所。②脾是血源性抗原产生适应性免疫应答的场所。血液中的抗原性异物经血液循环进入脾脏，刺激 T、B 细胞活化和增殖，产生效应 T 细胞和浆细胞，并分泌抗体，发挥免疫效应。③合成补体成分等重要的生物活性物质。④脾内的 DC、巨噬细胞等有较强的吞噬作用，可清除血液中的病原体，从而发挥过滤作用，使血液得到净化。

3. 黏膜相关淋巴组织

在呼吸道、肠道及泌尿生殖道的黏膜及黏膜下固有层中散在的无被膜的淋巴组织。主要功能是执行黏膜局部免疫应答和产生分泌型 IgA。

三、淋巴细胞归巢与再循环

1. 淋巴细胞归巢

指血液中淋巴细胞选择性趋向迁移并定居于外周免疫器官的特定区域或特定组织的过程。淋巴细胞表面不同的黏附分子（归巢受体）与特定组织 HEV 表面的黏附分子（地址素）的相互作用决定该细胞的去向。

2. 淋巴细胞再循环的概念

淋巴细胞再循环是指定居在外周免疫器官的淋巴细胞，由输出淋巴管经淋巴干、胸导管或右淋巴导管进入血液循环；经血液循环到达外周免疫器官后，穿越 HEV，重新分布于全身淋巴器官和组织的反复循环过程。

3. 淋巴细胞再循环意义

淋巴细胞再循环使淋巴细胞能够在外周免疫器官和组织的分布更趋合理，有助于增强整个机体的免疫功能。带有特异性抗原受体的 T 细胞和 B 细胞不断在体内巡游，也增加了抗原和抗原提呈细胞的接触机会。通过淋巴细胞再循环，使机体所有免疫器官和组织联系成为一个有机的整体，并将免疫信息传递给全身各处的淋巴细胞和其他免疫细胞，有利于动员各种免疫细胞和效应细胞迁移至病原体、肿瘤或其他抗原性异物所在部位，从而发挥免疫效应。

DiGeorge 综合征（DGS，22q11.2 基因缺失综合征）是人类最常见的微缺失综合征，每 4000 个出生婴儿中有 1 个，这是一个包含多系统发育异常的疾病如心脏发育异常、腭发育异常、甲状旁腺功能减退、面部异常，以发育迟滞和迟发的神经系统异常尤其常见。DGS 患者的一个重要特征是胸腺发育不全。此类患者极易感染病毒和真菌，可见胸腺功能正常对 T 细胞发育起决定性作用。

（方会龙）

第三章 抗　原

<table>
<tr><td>重点</td><td>抗原的概念、抗原的基本特性、影响抗原免疫原性的因素、抗原表位的概念和分类、抗原的分类</td></tr>
<tr><td>难点</td><td>抗原表位、TD - Ag 和 TI - Ag</td></tr>
<tr><td>考点</td><td>抗原的基本特性、影响抗原免疫原性的因素、抗原表位的概念和分类、TD - Ag、TI - Ag、异嗜性抗原</td></tr>
</table>

速览导引图

抗原（antigen，Ag）指能与T淋巴细胞、B淋巴细胞的TCR或BCR结合，促使其增殖、分化，产生抗体或致敏淋巴细胞，并与之结合，进而发挥免疫效应的物质 —— **定义**

免疫原性（immunogenicity）是指抗原能刺激特异性免疫细胞，使之活化、增殖、分化，产生特异性抗体和致敏淋巴细胞的能力，即抗原诱导机体产生免疫应答的能力
影响因素
·异物性（免疫原性的本质）
·抗原的理化性质（分子量、化学性质、分子结构、分子构象和易接近性、物理性状）
·宿主方面的因素（遗传因素、生理因素）
·抗原进入机体的方式

免疫反应性（immunoreactivity）是指抗原能与其诱导产生的免疫应答产物（抗体或致敏淋巴细胞）在体内外发生特异性结合的能力 —— **基本特征**

表位（epitope）又称抗原决定基（antigenic determinant），是抗原分子中决定抗原特异性的特殊化学基团，是抗原与T、B细胞抗原受体（TCR/ BCR）或抗体特异性结合的基本单位 —— **特异性**

抗原

种类
根据抗原诱导抗体产生时是否需T细胞的参与分类：胸腺依赖性抗原（TD-Ag）、非胸腺依赖性抗原（TI-Ag）

根据抗原与机体的亲缘关系分类：异嗜性抗原、异种抗原、同种异型抗原、自身抗原、独特型抗原

根据是否在抗原提呈细胞内合成分类：外源性抗原、内源性抗原

根据是否具有免疫原性分类：完全抗原、半抗原（不完全抗原）

非特异性免疫抑制剂
超抗原（super antigen，SAg）是指一类只需极低浓度（1~10ng/ml）即可激活大量的T细胞（2%~20%某些亚型T细胞克隆）活化，产生极强的免疫应答的抗原因子

佐剂：指预先或与抗原同时注入机体，能增强机体对该抗原的免疫应答或改变免疫应答类型的物质

丝裂原：也称有丝分裂原，可与淋巴细胞表面相应受体结合，刺激静止淋巴细胞转变为淋巴母细胞并进行有丝分裂，属于非特异性多克隆激活剂

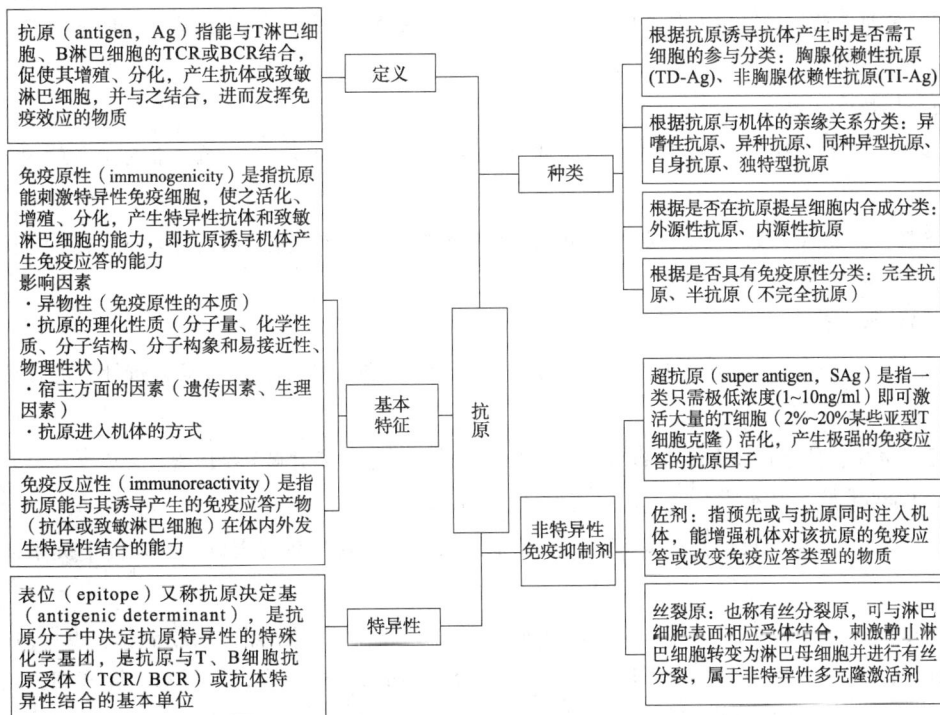

一、抗原的性质

（一）定义

抗原（antigen，Ag）是指能与 T 淋巴细胞、B 淋巴细胞的 TCR 或 BCR 结合，促使其增殖、分化，产生抗体或致敏淋巴细胞，并与之结合，进而发挥免疫效应的物质。

（二）基本特性

并非所有的外源或自身物质都是抗原，只有同时具有免疫原性和抗原性的物质才是抗原。

（1）免疫原性是指抗原能刺激特异性免疫细胞，使之活化、增殖、分化，产生特异性抗体和致敏淋巴细胞的能力，即抗原诱导机体产生免疫应答的能力。

（2）免疫反应性是指抗原能与其诱导产生的免疫应答产物（抗体或致敏淋巴细胞）在体内外发生特异性结合的能力。

同时具有免疫原性和免疫反应性的物质称完全抗原，即通常所称的抗原；仅具备免疫反应性的物质，称为不完全抗原，又称半抗原（hapten）。半抗原若与大分子蛋白质或非抗原性的多聚赖氨酸等载体交联或结合也可成为完全抗原。例如，许多小分子化合物及药物属半抗原，其与血清蛋白结合可成为完全抗原，并介导超敏反应（如青霉素过敏）。

（三）抗原的特异性

抗原特异性指抗原刺激机体产生适应性免疫应答及其与应答产物发生结合所显示的专一性，即某一特定抗原只能刺激机体产生特异性的抗体或致敏淋巴细胞，且仅能与该抗体或淋巴细胞发生特异性结合。特异性是免疫应答最重要的特点，也是免疫学诊断与防治的理论依据。

决定抗原特异性的结构基础是存在于抗原分子中的抗原表位。

1. 抗原表位的定义

抗原表位又称抗原决定基，是抗原分子中决定抗原特异性的特殊化学基团，是抗原与 T、B 细胞抗原受体（TCR/ BCR）或抗体特异性结合的基本单位。表位的性质、位置、空间结构决定着抗原的特异性。

2. 抗原表位的分类

（1）按结构特点分类

1）线性表位：又称顺序表位，是由一段序列相连的氨基酸残基构成，多存在于抗原分子的内部，也可存在于分子表面。

2）构象表位：又称非线性表位，是由序列上不相连但在空间结构上彼此接近可形成特定构象的氨基酸残基或多糖组成，一般位于抗原分子表面。

（2）按分布的部位分类

1）功能性表位：位于抗原分子表面的表位易被相应的淋巴细胞识别，具有易接近性，可直接启动免疫应答。

2）隐蔽性表位：位于抗原分子内部的表位，正常情况下不能直接引起免疫应答。

（3）按结合的抗原受体分类

1）T 细胞表位：T 细胞抗原受体（TCR）所识别的表位，主要是线性表位，可以位于抗原分子的任何部位。

2）B 细胞表位：B 细胞抗原受体（BCR）或抗体特异性识别的表位，多为构象表位，也可为线性表位，一般位于天然抗原分子表面，无需 APC 加工处理，也无需与 MHC 分子结合，即可直接被 B 细胞抗原受体所识别。T 细胞表位和 B 细胞表位特性不同之处见表 3 - 1。

表 3 - 1　T 细胞表位和 B 细胞表位的特性比较

	T 细胞表位	B 细胞表位
识别受体	TCR	BCR
表位性质	蛋白多肽	多肽、多糖、脂多糖、核酸

	T 细胞表位	B 细胞表位
表位类型	线性表位	构象表位或线性表位
表位大小	8~10 个氨基酸（CD8$^+$T 细胞表位） 12~18 个氨基酸（CD4$^+$T 细胞表位）	5~15 个氨基酸、多糖、核酸
表位位置	抗原分子任意位置	抗原分子表面
APC 处理	需要	不需要
MHC 限制性	有	无

3. 共同抗原表位和交叉反应

某些抗原不仅可与其诱生的抗体或致敏淋巴细胞反应，还可与其他抗原诱生的抗体或致敏淋巴细胞反应。

（1）共同抗原表位 不同的抗原之间可能含有相同或相似的抗原表位。

（2）交叉反应 某种抗原诱生的特异性抗体不仅可与本身抗原表位特异性结合，还可与具有共同抗原表位的其他抗原发生反应。

二、影响抗原免疫原性的因素

（一）抗原方面的因素

1. 异物性——免疫原性的本质

抗原的异物性是指某种物质被机体免疫系统识别为非己抗原异物的特性，是抗原具有免疫原性的决定因素。

抗原与机体之间的亲缘关系越远，组织结构差异越大，异物性越强，其免疫原性越强。异物性不仅存在于不同种属之间，如各种病原体、动物蛋白制剂等对人是异物，为强抗原；也存在于同种异体之间，如同种异体移植物是异物，也有免疫原性。

2. 抗原的理化性质

（1）分子量 在一定范围内，抗原分子量越大，免疫原性越强，一般要求在 10kD 以上。

（2）化学性质 蛋白质的免疫原性最强，尤其是含有芳香族氨基酸，特别是含酪氨酸的蛋白质。多糖、脂多糖有一定的免疫原性。脂类和核酸通常无免疫原性，但与蛋白质结合形成核蛋白则具有免疫原性。

（3）分子结构 抗原结构越复杂，免疫原性越强。

（4）分子构象 指抗原分子中一些特殊化学基团的三维结构，是决定抗原与相应淋巴细胞表面的抗原受体（TCR、BCR）结合的关键，其结构的改变则导致免疫原性发生改变。

（5）易接近性 指抗原表位与相应淋巴细胞表面抗原受体相互接触的难易程度。其与某些化学基团在抗原分子中分布的部位有关。

（6）物理性状 聚合状态的蛋白质＞单体蛋白质；颗粒性抗原＞可溶性抗原。

（二）宿主方面的因素

1. 遗传因素

遗传因素控制机体对抗原的应答能力。MHC 基因多态性及其他免疫调控基因差异是关键因素。

2. 生理因素

包括宿主的性别（雌性强于雄性）、年龄（青壮年最强）、健康状况、应激刺激（如感染、手术）等。

（三）抗原进入机体的方式

抗原进入机体的数量、途径、次数、两次免疫间的间隔时间以及免疫佐剂的类型和应用等都明显影响机体对抗原的应答。

三、抗原种类

（一）根据抗原诱导抗体产生时是否需 Th 细胞的参与分类

1. 胸腺依赖性抗原

胸腺依赖性抗原（thymus dependent antigen，TD - Ag），即 T 细胞依赖性抗原，指刺激机体 B 细胞产生抗体时需要 T 细胞辅助的抗原，可以诱导产生多种抗体，主要以 IgG 为主。绝大多数蛋白质抗原如病原微生物、血细胞、血清蛋白等均属 TD - Ag。

2. 非胸腺依赖性抗原

非胸腺依赖性抗原（thymus - independent antigen，TI - Ag），即 T 细胞非依赖性抗原，指刺激 B 细胞产生抗体时不需要 T 细胞辅助的抗原，主要诱导产生 IgM 抗体，可分为 TI - 1Ag 和 TI - 2Ag。TI - 1Ag，如细菌脂多糖（LPS），具有 B 细胞多克隆激活作用，成熟或未成熟 B 细胞均可对其产生应答；TI - 2Ag，如肺炎球菌荚膜多糖、多聚鞭毛素等，表面含多个重复 B 细胞表位，仅能刺激成熟 B 细胞。婴儿和新生动物 B 细胞发育不成熟，故对 TI - 2Ag 不应答或低应答，但对 TI - 1Ag 能应答。TD - Ag 与 TI - Ag 的区别见表 3 - 2。

表 3 - 2 TD - Ag 和 TI - Ag 的比较

	TD - Ag	TI - Ag
表位组成	T 细胞表位和 B 细胞表位	重复 B 细胞表位
T 细胞辅助	需要	不需要
MHC 限制性	有	无
应答类型	体液免疫和细胞免疫	体液免疫
抗体类型	多种，以 IgG 为主	IgM
免疫记忆	有	无

（二）根据抗原与机体的亲缘关系分类

1. 异嗜性抗原

异嗜性抗原指一类与种属特异性无关，存在于人、动物和微生物之间的共同抗原，又称 Forssman 抗原。

2. 异种抗原

异种抗原指来自不同种属的抗原，如各种病原微生物及其产物、异种动物血清、异种器官移植物、植物蛋白等，对人而言均为异种抗原。

3. 同种异型抗原

同种异型抗原指同一种属不同个体之间存在的不同抗原。人类重要的同种异型抗原有血型抗原和主要组织相容性抗原。

4. 自身抗原

自身抗原指能引起自身免疫应答的组织成分。主要分为以下两类。

（1）隐蔽性自身抗原　指存在于免疫隔离部位，与免疫系统相对隔绝的自身抗原成分，如脑、眼晶状体、精子、甲状腺球蛋白等。

（2）修饰性自身抗原　生物、物理、化学或药物等因素可以改变自身抗原的性质，成为被修饰的自身抗原，使机体免疫系统将其视为"非己"物质而引起自身免疫应答。

5. 独特型抗原

TCR、BCR 或 Ig 的 V 区所具有的独特的氨基酸顺序和空间构型，可诱导自体产生相应的特异性抗体，这些独特的氨基酸序列所组成的抗原表位称为独特型（idiotype，Id），Id 所诱生的抗体（即抗抗体，或称 Ab2）

称抗独特型抗体（AId）。因此能以 Ab1→Ab2→Ab3→Ab4…的形式进行下去，从而形成复杂的免疫网络，可调节免疫应答。

（三） 根据是否在抗原提呈细胞内合成分类

1. 外源性抗原

是指抗原提呈细胞从细胞外摄取的抗原，此类抗原在内体溶酶体中被降解成短肽，与 MHC – Ⅱ类分子结合成复合体提呈给 CD4$^+$T 细胞，包括细胞外感染性病原微生物、蛋白质等。

2. 内源性抗原

在抗原提呈细胞内新合成的抗原，经细胞质内蛋白酶体降解、加工处理为抗原短肽，与 MHC – Ⅰ分子结合成复合物提呈给 CD8$^+$T 细胞，如自身抗原、肿瘤细胞内合成的肿瘤抗原、病毒感染细胞合成的病毒蛋白等。

（四） 根据是否具有免疫原性分类

1. 完全抗原

既具备免疫原性又具备免疫反应性的物质，如细菌、病毒、动物血清等为完全抗原。

2. 半抗原或不完全抗原

只具备免疫反应性，不具备免疫原性的物质，如某些药物、寡糖、核苷酸等小分子化合物。

四、非特异性免疫刺激剂

（一） 超抗原

超抗原（SAg）是指一类只需极低浓度（1～10ng/ml）即可激活大量的 T 细胞（2%～20% 某些亚型 T 细胞克隆），产生极强的免疫应答的抗原因子。超抗原与普通抗原相比，不需要常规的细胞内抗原提呈，无 MHC 限制性。超抗原一端与 APC 表面的 MHC – Ⅱ类分子非多肽区结合，一端与 TCR 的 Vβ 外侧区结合，通过这两种结合活化 T 细胞。

SAg 主要有外源性超抗原和内源性超抗原两类。外源性超抗原指由细菌分泌的可溶性蛋白质，包括 G$^+$菌分泌的各种外毒素（如葡萄球菌的肠毒素）；内源性超抗原指由感染哺乳动物细胞的某种病毒编码并在体内持续表达的蛋白质产物（如 HIV、小鼠乳腺瘤病毒 3′端 LTR 编码的抗原成分）。

（二） 佐剂

佐剂指预先或与抗原同时注入机体，能增强机体对该抗原的免疫应答或改变免疫应答类型的物质。包括无机佐剂（如氢氧化铝、明矾、磷酸铝等）、有机佐剂（如微生物及其代谢产物、一些细胞因子等）、人工合成佐剂（如多聚肌苷酸、胞苷酸、多聚腺苷酸等）、油剂（如弗氏完全佐剂、矿物油等）、新型佐剂（如纳米佐剂等）。

佐剂的主要作用机制：①改变抗原物理性状，延长抗原在体内滞留时间。②使抗原易被巨噬细胞吞噬，刺激单核/巨噬细胞系统，增强其对抗原的处理和提呈抗原的能力。③刺激淋巴细胞的增殖、分化，增强和扩大机体的免疫应答效应。

佐剂具有增强免疫应答的作用，故应用广泛。佐剂的主要用途包括：①增强特异性免疫应答，用于预防接种及制备动物抗血清。②作为非特异性免疫增强剂，用于抗肿瘤与抗感染的辅助治疗。近年来，临床上用作非特异免疫增强剂的有 HSP、ISCOM、IFA 等。

（三） 丝裂原

丝裂原亦称有丝分裂原，可与淋巴细胞表面相应受体结合，刺激静止淋巴细胞转变为淋巴母细胞并进行有丝分裂，属于非特异性多克隆激活剂。能活化 T 细胞的丝裂原有植物血凝素（PHA）、刀豆蛋白 A（ConA）和美洲商陆（PWM）；能活化 B 细胞的丝裂原有脂多糖（LPS）、美洲商陆（PWM）、葡萄球菌蛋白 A（SPA）。

（陈丽丽）

第四章 抗 体

重点	抗体与免疫球蛋白的概念；免疫球蛋白的结构及其功能；各类抗体的特性与功能
难点	抗体的多样性和异质性
考点	抗体的分子结构和功能

速览导引图

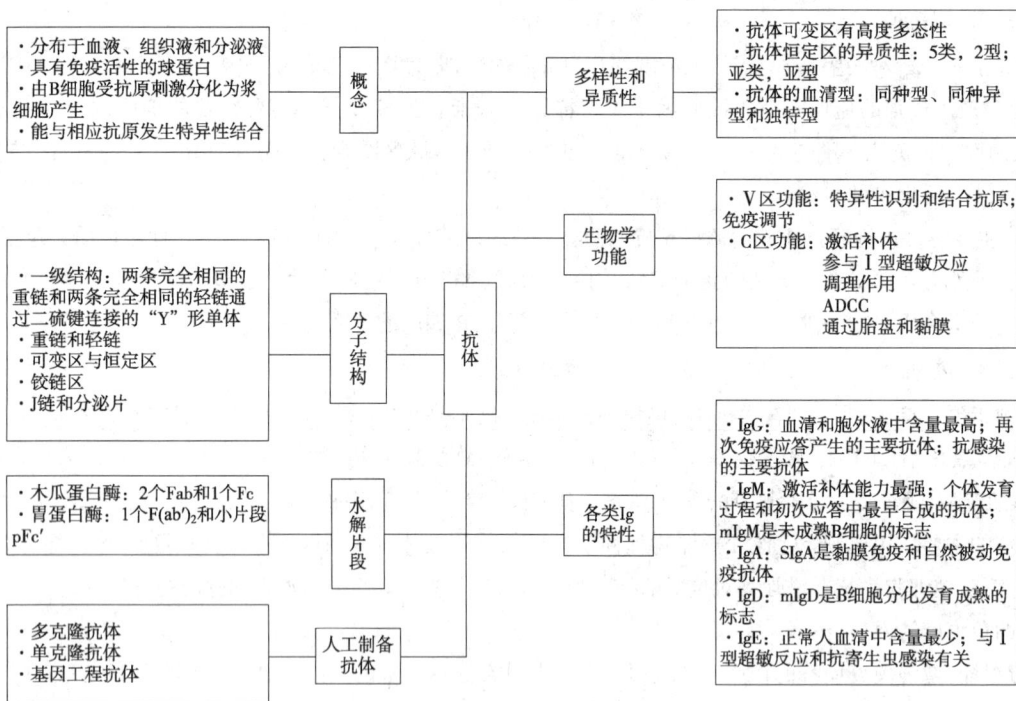

一、概念

抗体（antibody，Ab）是指血液、组织液及外分泌液中一组具有活性的免疫球蛋白，是由B淋巴细胞受到抗原刺激后，增殖分化成浆细胞所产生的，能与相应抗原发生特异性结合反应，是介导体液免疫的重要效应分子。

二、抗体的分子结构

（一）抗体分子的一级结构

由两条完全相同的重链和两条完全相同的轻链通过二硫键连接形成一个呈"Y"字形的四肽链。

1. 重链和轻链

1）重链（heavy chain，H 链）：由 450～550 个氨基酸组成，分子量为 50～75kD，分为 μ、δ、γ、α、ε 链五类（class），即 IgM、IgD、IgG、IgA、IgE。

2）轻链（light chain，L 链）：由 210 个氨基酸组成，分子量为 25kD，分为 κ 和 λ 链，据此可将 Ig 分为 κ 和 λ 两型。

2. 可变区和恒定区

1）可变区：抗体分子中轻链和重链靠近 N 端的氨基酸序列变化较大，形成的结构域称为可变区，分别占重链和轻链的 1/4（IgM 与 IgE 的可变区占重链的 1/5）和 1/2。V_H 和 V_L 各有 3 个区域的氨基酸组成和排列顺序高度可变，称为高变区；该区域形成与抗原表位互补的空间构象，又称为互补决定区（CDR）。V_H 和 V_L 的 3 个高变区一起构成抗体分子和抗原表位结合的部位，识别和结合抗原，发挥特异性免疫应答效应。V 区中 CDR 之外区域的氨基酸组成和排列顺序相对变化不大，称为骨架区。V_H 或 V_L 各有四个骨架区，分别用 FR_1、FR_2、FR_3 和 FR_4 表示。

2）恒定区：抗体分子中轻链和重链靠近 C 端的氨基酸序列相对恒定的区域称为恒定区，重链和轻链的 C 区分别称为 C_H 和 C_L，Ig 轻链的恒定区（C_L）长度基本一致，但不同类 Ig 重链恒定区（C_H）长度不同，Ig 的恒定区与抗体的生物学效应有关。

3）结构域：抗体分子的结构域是由几股多肽链折叠形成的两个反向平行的 β 片层经一个链内二硫键连接稳定的"β 桶状"结构，每个结构域有其特定功能。IgG、IgA 和 IgD 重链有 V_H、C_H1、C_H2 和 C_H3 四个结构域；而 IgM 和 IgE 重链 C 区多了 C_H4，有 5 个结构域。结构域的功能是：①V_H 和 V_L 识别和结合抗原，构成抗原结合位点；②C_H1 具有遗传标记；③C_H2 为补体结合位点；④C_H3 与 Fc 受体结合。

3. 铰链区

位于 C_H1 与 C_H2 之间，含有丰富的脯氨酸，因此易伸展弯曲，能改变"Y"形两个臂之间的距离，有利于两臂同时结合两个相同的抗原表位。

（二）抗体分子的其他成分及水解片段

1. 连接链（J 链）

富含半胱氨酸的酸性糖蛋白，由浆细胞合成，主要功能是将单体 Ig 分子连接为二聚体或多聚体，IgA 和 IgM 含有 J 链，而 IgD、IgE、IgG 一般以单体分子形式存在。

2. 分泌片

是多聚免疫球蛋白受体的胞外段，由黏膜上皮细胞合成和分泌。分泌片具有保护 SIgA 的铰链区免受蛋白水解酶降解的作用，并介导 SIgA 二聚体从黏膜下通过细胞转运到黏膜表面。

3. 抗体的水解片段

1）木瓜蛋白酶水解片段：木瓜蛋白酶从铰链区的近 N 端，将 IgG 水解为 2 个完全相同的抗原结合片段（Fab）和 1 个可结晶片段（Fc），3 个片段的大小基本相等。

2）胃蛋白酶水解片段：胃蛋白酶在铰链区的近 C 端将 IgG 水解为 1 个 F（ab'）$_2$ 和一些小片段（pFc'）。胃蛋白酶水解抗体既保留了抗体分子 V 区结合抗原肽的活性，又去除了 Fc 段引起的不良反应，多用于提纯生物制品。

三、抗体分子的多样性和异质性

（一）抗体分子的可变区具有高度多样性

天然抗原一般是多价抗原，其免疫动物产生的抗体为针对不同抗原表位的抗体。抗体多样性经由抗原选择、抗体基因重排产生。

（二）抗体的恒定区具有异质性

1. 类

根据重链恒定区抗原性的差异可将其分为 5 类，即 μ 链、γ 链、α 链、δ 链和 ε 链。不同的重链与轻链组成完整的抗体分子，分别被称为 IgM、IgG、IgA、IgD 和 IgE。又根据在同一类免疫球蛋白重链恒定区氨基酸的差异将抗体分为亚类，如人 IgG 有 IgG1、IgG2、IgG3 和 IgG4 四个亚类，IgA 有 IgA1 和 IgA2 两个亚类。

2. 型

根据轻链恒定区氨基酸的组成及排列的差异将免疫球蛋白分为 κ 和 λ 型。天然免疫球蛋白分子两条轻链同型。根据 λ 链的恒定区个别氨基酸的差异，分为 λ1、λ2、λ3 和 λ4 四个亚型。

（三）抗体的血清型

1. 同种型

存在于同种抗体分子中的抗原表位即为同种型，是同一种属所有个体中免疫球蛋白分子共有的抗原特异性标志，为种属型标志，存在于抗体的 C 区。用 Ig 接种免疫异种动物后将诱生针对该 Ig 的同种型抗体。

2. 同种异型

存在于同一种属但不同个体间的抗原表位，称为同种异型，是同一种属不同个体间免疫球蛋白分子所具有的不同抗原特异性标志，为个体型标志，存在于 Ig 的 C 区。用 Ig 接种免疫同一种属不同个体后将诱生针对该 Ig 的同种异型抗体，如抗 HLA 抗体。

3. 独特型

即使是同一种属、同一个体来源的抗体分子，其免疫原性亦不尽相同，称为独特型。独特型是每个抗体分子所特有的抗原特异型标志，其表位被称为独特位。

四、抗体的功能

（一）V 区的功能

1. 特异性识别和结合抗原

抗体在体内与病原微生物及毒素结合，具有中和病毒、阻止细菌黏附等功能。抗体能够结合抗原表位的个数称为抗原结合价。单体的免疫球蛋白（IgG、IgE 和 IgD）为 2 价；分泌型 IgA 为二聚体，抗原结合价为 4 价；IgM 为五聚体，理论上为 10 价，但由于多肽链之间存在空间位阻效应，因此实际的抗原结合价为 5 价。

2. 免疫调节

抗体的独特型表位诱导抗独特型抗体产生，参与免疫调节。

（二）C 区的功能

1. 激活补体

抗体 V 区与抗原特异性结合后，构型发生改变，暴露出补体结合位点，与补体成分 C1q 结合后通过经典途径激活补体，未能与抗原结合的 Ig 不能激活补体。IgG1、IgG2、IgG3 和 IgM 通过经典途径激活补体，其中 IgM 激活补体能力最强，IgG2 激活补体能力较弱，IgG4 难以激活补体。

2. 结合 Fc 受体

1）IgE 的 Fc 段：IgE 又称亲细胞抗体，其 Fc 段可与嗜碱性粒细胞和肥大细胞上的 Fc 受体结合，引起此类细胞脱颗粒，产生多种过敏性物质，诱导 I 型超敏反应的发生。

2）IgG 的 Fc 段：①调理作用：抗体与抗原结合后，其 Fc 段与吞噬细胞上的 Fc 受体结合，促进吞噬细胞对抗原的摄取及对免疫复合物的清除。②抗体依赖的细胞介导的细胞毒作用（ADCC）：抗体分子的 Fab 段结合肿瘤细胞、病毒感染细胞表面的抗原表位，Fc 段与杀伤细胞（NK 细胞）表面的 Fc 受体结合，促进杀伤细胞对靶细胞的杀伤作用。③通过胎盘：在人类，由于胎盘母体一侧滋养层细胞有 IgG Fc 受体（FcγR），母体的 IgG 可通过该受体分泌到胎儿一侧。IgG 是唯一能通过胎盘的免疫球蛋白。④通过黏膜：浆细胞分泌的 IgA 二聚体与上皮细胞产生的多聚免疫球蛋白样受体（pIgR）形成复合物，转移至消化道和呼吸道的黏膜，保留 pIgR 的胞外结构域即分泌片，即为分泌型 IgA（SIgA）。

五、各类抗体的特性与功能

（一）IgG

1. 出生后 3 个月开始合成，3~5 岁接近成人水平。

2. 血清和细胞外液中含量最高的 Ig，其含量约占血清总 Ig 的 75%~80%。

3. 人 IgG 有 4 个亚类，分别为 IgG1、IgG2、IgG3、IgG4。

4. IgG 的半寿期为 20~23 天。

5. 生物学特性

1）是再次免疫应答产生的主要抗体，是抗感染的"主力军"。其亲和力比 IgM 大大提高。

2）IgG1、IgG3、IgG4 可通过胎盘屏障，在新生儿抗感染免疫中起重要作用。

3）IgG1、IgG2 和 IgG3 的 C_H2 结构域能通过经典途径活化补体。

4）与巨噬细胞、NK 细胞表面 Fc 受体结合，介导调理作用、ADCC 作用等。

5）某些自身抗体如抗甲状腺球蛋白抗体、抗核抗体，以及引起Ⅱ、Ⅲ型超敏反应的抗体都属于 IgG。

（二）IgM

占血清免疫球蛋白总量的 5%~10%，是分子量最大的抗体。

1. 分型

1）单体——膜结合型（mIgM）：表达于 B 细胞表面，构成 B 细胞抗原受体（BCR）的成分之一。

2）五聚体——分泌型 IgM：一般不能通过血管壁，主要存在于血液中，有很强的抗原结合能力。

2. 生物学特性

1）比 IgG 激活补体的能力更强。

2）是个体发育过程中最早合成和分泌的抗体，也是初次免疫应答中最早出现的抗体，是抗感染的"先头部队"。

3）血清中检出 IgM 提示新近发生感染，可用于感染的早期诊断。

4）mIgM 是 BCR 的主要成分，只表达 mIgM 是未成熟 B 细胞的标志。

（三）IgA

1. 分型

1）血清型：为单体，主要存在于血清中，仅占血清免疫球蛋白总量的 10%~15%。

2）分泌型 IgA：为二聚体，主要存在于胃肠道和支气管分泌液、初乳、唾液和泪液中。是机体产生最多的抗体类别。

2. 生物学特性

1）是外分泌液中的主要抗体类别，参与黏膜局部免疫，在局部抗感染中发挥重要作用，是抗感染的"边防军"。

2）在黏膜表面有中和毒素的作用。

3）婴儿可从母亲初乳中获得 SIgA 从而获得免疫力，是重要的自然被动免疫。

（四）IgD

1. 含量

正常人血清 IgD 浓度很低，仅占血清免疫球蛋白总量的 0.3%。

2. 分型

血清型 IgD 和膜结合型 IgD（mIgD）。

3. 生物学特性

1）IgD 可以在个体发育的任何时间产生。

2）半寿期很短（仅 3 天）。

3）mIgD 是 BCR 成分之一，与 mIgM 共同构成 BCR，是 B 细胞分化发育成熟的标志。

4）目前对血清型 IgD 的功能暂不明确。

（五）IgE

1. 含量

是正常人血清中含量最少的 Ig，血清中浓度极低。

2. 生物学特性

1）主要由黏膜下淋巴组织中的浆细胞分泌。

2）亲细胞抗体，是引起 I 型超敏反应的重要因素。

3）可能与机体抗寄生虫免疫有关。

六、人工制备抗体

1. 多克隆抗体

用相应的抗原免疫动物获得抗血清，由于天然抗原分子中常含有多种特异性的抗原表位。以该抗原物质刺激机体免疫系统，体内多个 B 细胞克隆被激活，产生的抗体中实际上含有针对多种不同抗原表位的抗体，称为多克隆抗体，多克隆抗体直接用于临床治疗时可能会产生严重的副作用。

2. 单克隆抗体

由单一杂交瘤细胞产生，针对单一抗原表位的特异性抗体，称为单克隆抗体。这些抗体均一性好、可大量生产，但也属于异种蛋白，不能直接用于人体内，否则会产生很强的免疫应答。

3. 基因工程抗体

通过基因工程技术制备基因工程抗体，既保持单克隆抗体均一性、特异性强的优点，又能克服其为鼠源性的弊端，是拓展单克隆抗体（mAb）在人体内使用的重要思路。

（王芙艳）

第五章　补体系统

速览导引图

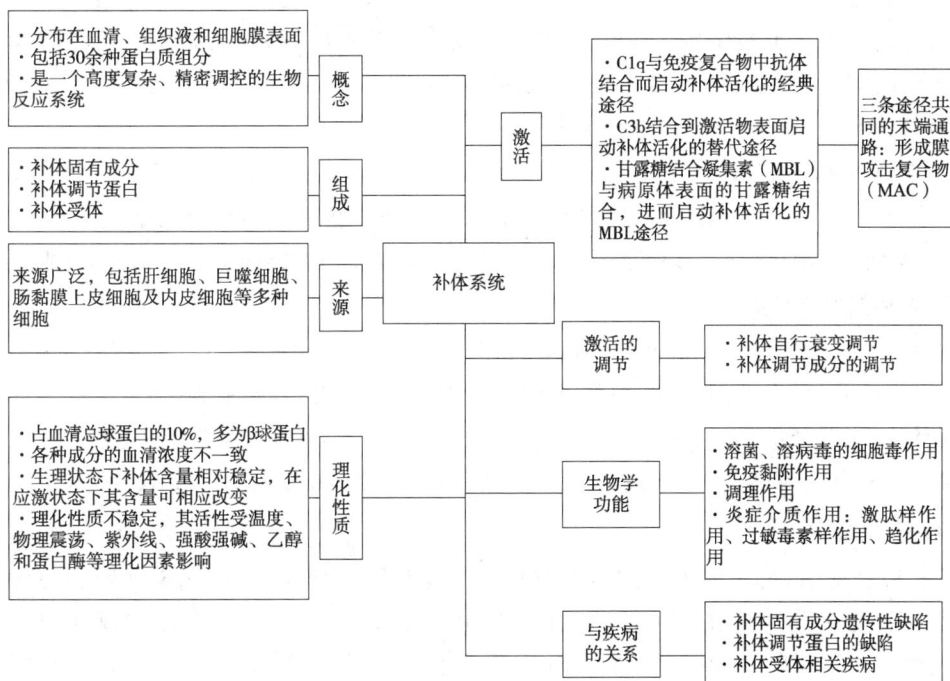

一、概述

（一）补体系统的概念

补体系统（complement system）包括分布在血清、组织液和细胞膜表面的30余种蛋白质组分，是一个高度复杂、精密调控的生物反应系统。补体系统受激活物作用后，会有序地被激活（级联酶促反应），活化产物具有溶解细胞、调理吞噬、清除免疫复合物和介导炎症反应等生物学功能。

（二） 补体系统的组成

1. 补体固有成分

存在于血浆、组织液等体液中，参与补体级联酶促反应，包括：①经典激活途径的 C1q、C1r、C1s、C2、C4；②旁路激活途径的 B 因子、D 因子和备解素；③甘露糖结合凝集素激活途径的 MBL、MBL 相关丝氨酸蛋白酶（MASP）；④补体活化的共同组分 C3、C5、C6、C7、C8、C9。

2. 补体调节蛋白

存在于血浆中和细胞膜表面，是参与补体调节、控制补体活化的强度和范围的可溶性或膜结合型分子。如血浆中的 C1 抑制物（C1INH）、I 因子、H 因子、C4 结合蛋白（C4bp）、S 蛋白、过敏毒素灭活剂；存在于细胞膜表面的促衰变因子（DAF）、膜辅因子蛋白（MCP）、C8 结合蛋白（C8bp）、膜反应溶解抑制物（CD59）等。

3. 补体受体

存在于细胞膜表面、能与补体激活后的活性片段或补体调节蛋白相结合，进而发挥免疫学作用的受体分子。包括 CR1 ~ CR5、C3aR、C4aR、C5aR 等。

（三） 补体系统的命名

（1）参与补体激活经典途径的固有成分按其被发现的先后分别命名为 C1（q、r、s）、C2、……C9。

（2）参与补体激活替代途径的固有成分以英文大写字母表示，如 B 因子、D 因子、P 因子。

（3）补体调节蛋白多以其功能命名，如 C1 抑制物、C4 结合蛋白、衰变加速因子等。

（4）补体活化后各分子的裂解片段，需用小写英文字母标注在其符号后，如 C3 裂解为小片段 C3a 和大片段 C3b。

（5）具有酶活性的复合物在其符号上画一横线，如 $\overline{C1s}$ 和 $\overline{C4b2a}$。

（5）无活性补体片段则在其符号前加英文字母 "i" 表示，如 iC3b。

（四） 补体的来源及合成

补体分子的来源广泛，包括肝细胞、巨噬细胞和肠黏膜上皮细胞及内皮细胞等多种细胞。在感染、组织损伤、急性期炎症等应激状态下，多种促炎细胞因子可刺激补体基因转录和表达，巨噬细胞合成大量补体。

（五） 补体的理化性质

（1）补体分子占血清总球蛋白的 10%，多为 β 球蛋白，少数为 α 或 γ 球蛋白。

（2）补体各种成分的血清浓度相差甚远，其中 C3 含量最高，D 因子含量最低。

（3）补体的理化性质不稳定，56℃持续 30 分钟即失去活性，因而长期保存需将补体至于 −20℃ 冰箱。一些理化因素如物理震荡、紫外线、强酸强碱、乙醇和蛋白酶等均会造成补体活性减退甚至丧失。

二、补体系统的激活

补体系统各成分通常以非活性状态存在于血液中，当有激活物的刺激或存在于特定的固相表面才会被活化，进而发挥其最终的生物学效应。在物种进化和抗感染作用的进程中，补体三条激活途径出现的先后顺序是旁路途径→MBL 途径→经典途径。三条途径"前段反应"各不相同，但存在相互交叉，具有共同的"终末通路"。

（一） 经典途径

1. 激活物和激活条件

经典激活途径的激活物主要是抗原与抗体（IgG 和 IgM）结合形成的免疫复合物（immune complex，IC）。另外，C - 反应蛋白、细菌脂多糖（LPS）和某些病毒蛋白（HIV 的 gp120）等也可作为激活物。激活条件是当 C1q 与免疫复合物中抗体暴露的 2 个或 2 个以上的补体 C1q 结合位点发生结合，方能被变构激活。

2. 激活过程

C1 分子是由 1 个 C1q 分子、2 个 C1r 分子和 2 个 C1s 分子组成的多聚体复合物，其中 C1q 为六聚体，是与抗体分子结合的部位。当 C1q 与免疫复合物中 2 个或 2 个以上抗体分子 Fc 段结合后，构型即发生改变，导致 C1r 被裂解活化，活化的 C1r 可激活 C1s 的丝氨酸蛋白酶活性，可依次裂解 C4 和 C2，在 Mg^{2+} 存在下，$\overline{C1s}$ 使底物 C4 裂解为 C4a 和 C4b，约 5%C4b 能结合至紧邻抗原抗体结合处的细胞或颗粒表面。同样 C2 作为 $\overline{C1s}$ 的另一底物被裂解后产生 C2a 和 C2b，C2a 可与 C4b 结合形成 $\overline{C4b2a}$ 复合物，即 C3 转化酶（C3 convertase）。$\overline{C4b2a}$ 继而裂解 C3 产生 C3a 和 C3b，约 10% 左右的 C3b 可与细胞表面的 $\overline{C4b2a}$ 结合，形成 $\overline{C4b2a3b}$ 复合物，即 C5 转化酶（C5 convertase）。C5 转化酶可裂解 C5 形成 C5b 片段，带领补体系统进入补体活化的"终末通路"。

（二）替代途径 （又称旁路途经）

1. 激活物和激活条件

替代途径激活物主要是某些细菌、脂多糖、酵母多糖和凝集的 IgG4 和 IgA 等，实际上是为补体激活提供保护性环境和接触的表面。C3b 结合到激活物表面，启动补体活化的替代途径。

2. 激活过程

补体活化的替代途径起始于 C3 分子。生理状态下，C3 在体液中可因某些蛋白酶自发裂解，缓慢而持久地产生低水平 C3b。一旦替代途径的激活物出现时，C3b 即可与之结合。颗粒表面的 C3b 与 B 因子结合形成 C3bB，在 D 因子作用下形成 C3 转化酶（$\overline{C3bBb}$），P 因子与之结合成 $\overline{C3bBbP}$，可稳定 C3 转化酶，防止其被降解。进而裂解 C3 后形成 C5 转化酶 $\overline{C3bBb3b}$。$\overline{C3bBb}$ 可使 C3 裂解为 C3a 和 C3b，新生的 C3b 结合至"激活物"表面，继之 B 因子与之结合并被 D 因子裂解，产生新的 $\overline{C3bBb}$，从而形成正反馈放大环路。C5 转化酶继而裂解 C5 形成 C5a 和 C5b 两个片段，C5a 作为过敏毒素游离至液相，C5b 开启补体活化的"终末通路"。

（三）MBL 途径

1. 激活物和激活条件

MBL 途径的激活物是真菌、寄生虫、病毒和不同种属细菌等病原微生物表面的甘露糖。甘露糖结合凝集素（mannose – binding lectin，MBL）与病原微生物表面的甘露糖结合，进而启动补体活化的 MBL 途径。

2. 激活过程

MBL 与病原微生物表面的甘露糖结合，继而构象改变，激活与之相连的 MBL 相关丝氨酸蛋白酶（MBL – associated serine protease，MASP）；活化的 MASP1 可裂解 C3 产生 C3b，参与到补体替代途径 C3 的正反馈反应当中；活化的 MASP2 则酷似经典途径中的 $\overline{C1s}$，依次裂解 C4 和 C2，形成 C3 转化酶 $\overline{C4b2a}$，继之裂解 C3 形成 C5 转化酶 $\overline{C4b2a3b}$，由此进入"终末通路"。

（四）补体激活的共同 "终末通路"

三条补体激活途径均形成了 C5 转化酶，裂解 C5，所产生的 C5b 附着于靶细胞或颗粒固相表面，并依次与 C6、C7、C8 结合，形成 C5b678 复合物牢固地嵌入靶细胞膜中，并与 12~18 个 C9 分子聚合为大分子复合体，此即膜攻击复合物（membrane attack complex，MAC）。MAC 在靶细胞膜上形成穿通胞膜的亲水性通道，可容许水、离子及可溶性小分子等跨膜自由流动。由于胞内胶体渗透压较胞外高，故大量水分内流，导致胞内渗透压降低、细胞逐渐肿胀并最终破裂；与此同时，致死量的 Ca^{2+} 被动向细胞内渗入，最终致细胞死亡。

（五）补体三条激活途径的比较

详细比较见表 5-1。

表 5-1　补体三条激活途径的比较

	替代途径	MBL 途径	经典途径
激活物	微生物颗粒或异物	病原微生物表面的特殊糖结构	IC
初始补体成分	C3	MBL	C1q

续表

	替代途径	MBL 途径	经典途径
参与成分	C3、C5 – C9、B 因子、D 因子、P 因子	MBL、MASP1、MASP2、C2 – C9	C1 – C9
离子条件	Mg^{2+}	Ca^{2+}、Mg^{2+}	Ca^{2+}、Mg^{2+}
C3 转化酶	$\overline{C3bBb}$	$\overline{C4b2a}$	$\overline{C4b2a}$
C5 转化酶	$\overline{C3bBb3b}$	$\overline{C4b2a3b}$	$\overline{C4b2a3b}$
作用	参与固有免疫	参与固有免疫	参与特异性体液免疫
意义	早期抗感染	早期抗感染	感染中晚期或二次感染

三、补体激活的调节

（一）补体自行衰变调节

补体成分及其中间产物极不稳定，易自发衰变，这成为补体酶促反应中的重要自限因素之一。

（二）补体调节成分及其作用

1. 可溶性补体调节蛋白及其作用

（1）C1 抑制物（C1 inhibitor，C1INH）　可与 C1 或 MASP 结合，使其失去裂解 C4 和 C2 的活性，从而抑制 C3 转化酶（$\overline{C4b2a}$）的形成。

（2）C4 结合蛋白（C4 binding protein，C4bp）　能抢先与 C4b 结合，竞争性地抑制 C2 与 C4b 结合，进而阻止 C3 转化酶（$\overline{C4b2a}$）的形成。

（3）I 因子　裂解 C3b，因而阻止 C3 转化酶（$\overline{C3bBb}$）及 C5 转化酶（$\overline{C4b2a3b}$ 及 $\overline{C3bBb3b}$）的形成。

（4）H 因子　协助 I 因子裂解 C3b，并能竞争性地抑制 B 因子与 C3b 结合，还能阻止替代途径中 C3 转化酶和 C5 转化酶的形成。

（5）S 蛋白　又称膜攻击复合物抑制因子，能干扰 C5b67 与细胞膜结合，从而阻止 MAC 的形成。

（6）过敏毒素灭活剂（anaphylatoxin inactivator，AI）　可裂解游离的 C3a、C4a 和 C5a，使其过敏毒素的活性丧失。

2. 膜结合补体调节成分及其作用

（1）膜辅因子蛋白（membrane cofactor protein，MCP，CD46）　能协助 I 因子裂解并灭活细胞表面的 C4b/C3b。

（2）促衰变因子（decay – accelerating factor，DAF）　能竞争性结合细胞膜上的 C4b/C3b，阻止 C3 转化酶（$\overline{C4b2a}$ 和 $\overline{C3bBb}$）的形成，并可促进已形成的 C3 转化酶解离。

（3）补体受体 1（complement receptor 1，CR1）　可阻止 C3 转化酶（$\overline{C4b2a}$ 和 $\overline{C3bBb}$）的形成，同时协助 I 因子裂解并灭活细胞表面的 C4b/C3b。

（4）C8 结合蛋白（C8 binding protein，C8bp）　又称同源限制因子（homologous restriction factor，HRF），能与 C8 结合，抑制 C9 分子对 C8 的聚合，阻止膜攻击复合物（C5b6789）的形成。

（5）膜反应溶解抑制物（membrane inhibitor of reactive lysis，MIRL，CD59）　分布在多种组织细胞表面，可抑制膜攻击复合物的形成。

四、补体系统的生物学功能

（一）溶菌、溶病毒的细胞毒作用

补体系统激活后，最终在靶细胞表面形成 MAC，从而使细胞内外渗透压失衡，导致细胞裂解。该效应是机体抵抗病原微生物感染的重要防御手段；某些病理情况下引起机体自身细胞破坏，导致自身组织损伤与疾病（如自身免疫病）。

（二）免疫黏附作用

C3b 与免疫复合物（抗原抗体复合物）结合，再与红细胞表面的 CR 结合。这种免疫复合物黏附到细胞表面，形成较大聚合物的现象称为免疫黏附，这有利于机体及时清除免疫复合物，避免对机体造成损害。

（三）调理作用

C3b 与免疫复合物结合、或直接结合于细菌或其他颗粒物质表面，通过与吞噬细胞表面相应补体受体结合而促进吞噬细胞识别清除抗原的作用。这种调理作用是机体抵御全身性细菌感染和真菌感染的主要机制之一。

（四）炎症介质作用

补体活化过程中的裂解片段 C2b、C3a、C4a 和 C5a 有炎症介质作用，可调动机体免疫防御机制消灭病原微生物。

1. 激肽样作用

C2b、C3a 具有激肽样作用，可增强血管壁通透性，造成炎性渗出和水肿。当机体先天缺乏 C1INH 时，机体血液中 C2b 异常增高，出现以黏膜下水肿为主要表现的遗传性血管神经性水肿病症。

2. 过敏毒素样作用

C3a、C4a 和 C5a 又称过敏毒素，能与肥大细胞、嗜碱性粒细胞表面相应受体结合，使其释放组胺等活性物质，引起血管扩张、毛细血管通透性增加、支气管痉挛和平滑肌收缩等过敏体征。

3. 趋化作用

C3a 和 C5a 能趋化吞噬细胞至炎症部位，从而更高效吞噬并处理病原微生物。

五、补体系统与疾病

补体系统相关性疾病的发病原因主要有两个。即：①编码补体的基因异常致使补体遗传性缺陷和功能障碍；②补体过度活化。

（一）补体固有成分遗传性缺陷

补体各种固有成分都有可能发生遗传性缺陷，多为常染色体隐性遗传。

（1）C3 缺陷可导致吞噬细胞识别杀伤病原微生物的作用被明显抑制。

（2）C3、C2 与 C4 缺陷，使机体不能有效清除体内循环免疫复合物，体内免疫复合物的含量增加，易导致自身免疫病，或出现严重的、甚至是致死性的化脓性细菌感染。

（3）C5、C6、C7、C8 和 C9 缺陷，使 MAC 不能形成，从而不能有效溶解病原微生物。

（二）补体调节蛋白的缺陷

补体调节蛋白缺陷可导致补体激活异常。

（1）C1INH 缺陷导致遗传性血管神经性水肿。由于 C1 活化不受抑制，与 C4、C2 作用后产生的 C2b 具有激肽样作用，增强了血管涌透性继而发生血管性炎性水肿，表现为皮肤和黏膜出现反复水肿，并常以消化道或呼吸道黏膜的血管性水肿为特征，严重者可因喉头水肿窒息而危及生命。

（2）I 因子和 H 因子缺陷，液相 C3 转化酶过度生成，血浆 C3 被完全耗竭，严重影响补体介导的调理吞噬作用和清除循环免疫复合物的作用。因此患者抗感染能力明显下降，常伴有肾小球肾炎。

（三）补体受体相关疾病

（1）CR1 缺陷导致循环免疫复合物清除障碍，可引起某些自身免疫性疾病（如 SLE）的发生。

（2）CR3、CR4 的 β 链（CD18）基因突变，导致白细胞黏附缺陷（LAD），临床表现为反复化脓性感染。

（3）某些病原微生物可通过补体受体进入宿主细胞。具体表现为：①微生物与 C3b、C4b 等片段结合，再与细胞表面 CR1、CR2 结合而入侵宿主细胞。②直接与细胞膜表面的补体调节蛋白或补体受体结合而入侵宿主细胞。如大肠埃希菌和柯萨奇病毒以 DAF 为受体；麻疹病毒以 MCP 为受体；EB 病毒以 CR2 为受体。

（王　洁）

第六章　细胞因子及其受体

重点	细胞因子的概念、分类及共同特点、细胞因子及其受体的生物学功能
难点	细胞因子的共同特点、细胞因子及其受体的生物学功能
考点	细胞因子的共同特点、细胞因子的分类、细胞因子及其受体的生物学功能、细胞因子的临床应用

速览导引图

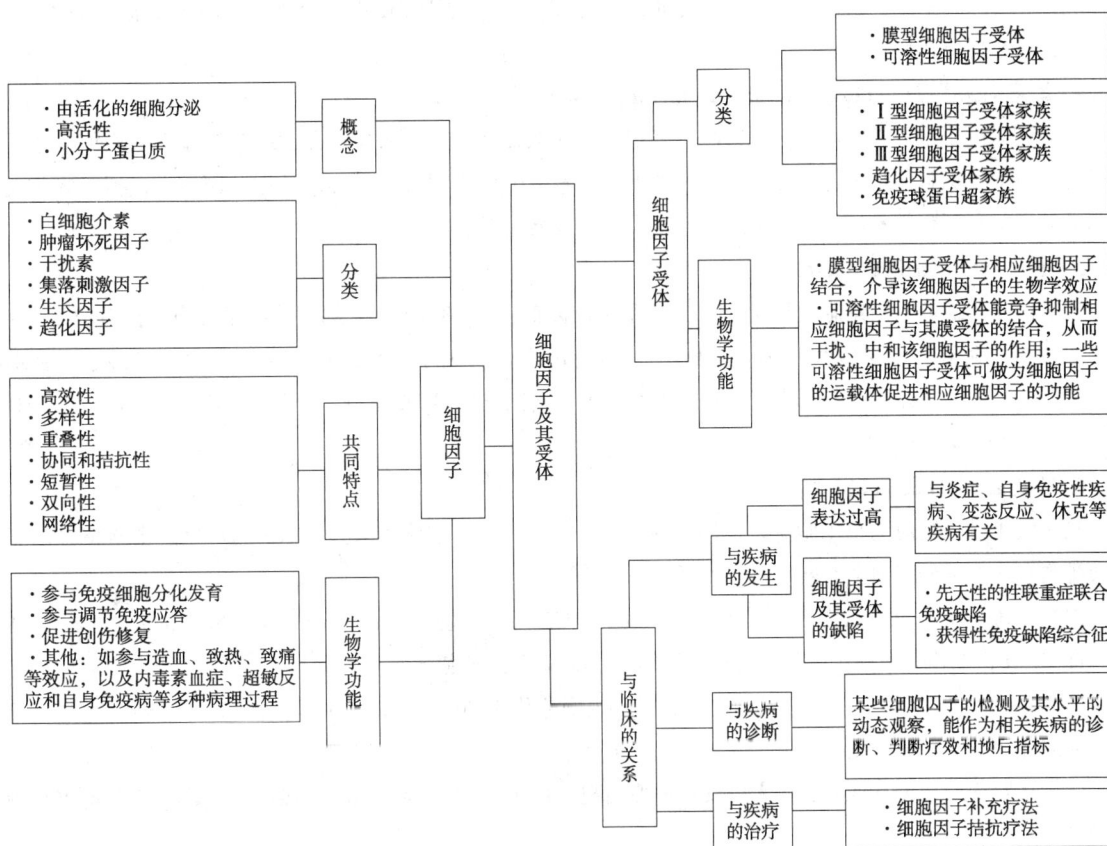

一、概述

（一）细胞因子的概念

细胞因子（cytokine，CK）是指细胞经刺激活化后分泌的一类具有高活性的小分子蛋白质。细胞因子是介导细胞间信息传递，参与免疫细胞分化发育、免疫应答、免疫调节及炎症反应的重要免疫分子。此外，细胞因子还广泛参与伤口愈合、造血干细胞再生等生理病理过程的发生发展。

（二）细胞因子的分类

1. 白细胞介素（interleukin，IL）

白细胞介素是一组由淋巴细胞、单核-巨噬细胞和其他非免疫细胞产生的能介导白细胞之间或白细胞与其他细胞之间相互作用的细胞因子。其在传递信息，激活与调节免疫细胞，介导多种细胞活化、增殖与分化，并在炎症反应中起重要作用。目前已发现的白细胞介素有 38 种（IL - 1 ~ IL - 38）。

2. 肿瘤坏死因子（tumor necrosis factor，TNF）

分为 TNF - α 和 TNF - β 两型，TNF - α 主要来源于单核-巨噬细胞，TNF - β 主要由淋巴细胞和 NK 细胞产生。两者生物学功能相似，可参与机体抗感染和抗肿瘤、介导炎症反应、免疫调节、参与致热和形成恶病质。

3. 干扰素（interferon，IFN）

（1）Ⅰ型干扰素 包括 IFN - α 和 IFN - β，IFN - α 来源于单核-巨噬细胞，IFN - β 来源于成纤维细胞。Ⅰ型干扰素的功能是：①刺激机体细胞产生抗病毒蛋白，干扰并抑制病毒的复制和感染扩散。②上调 MHC 分子的表达，有助于增强 CTL 的杀伤靶细胞作用。③增强 NK 细胞杀伤肿瘤作用，具有抗肿瘤作用。

（2）Ⅱ型干扰素 即 IFN - γ，来自活化 T 细胞和 NK 细胞。主要生物学功能是：①免疫调节作用，即增强巨噬细胞、NK 细胞和 CTL 的活性；上调 MHC 分子的表达；促进 Th1 细胞分化和抑制 Th2 细胞分化。②抗病毒作用、抗肿瘤作用。

4. 集落刺激因子（colony stimulating factor，CSF）

集落刺激因子是一类由活化的血管内皮细胞和成纤维细胞等产生的能选择性刺激造血干细胞或处于不同阶段的造血前体细胞的生长与分化，在体外半固体培养基中形成相应细胞集落的细胞因子，包括巨噬细胞集落刺激因子、粒细胞集落刺激因子、红细胞生成素、干细胞因子等

5. 生长因子（growth factor，GF）

生长因子可促进不同细胞生长、分化，包括转化生长因子 - β（TGF - β）、成纤维细胞生长因子（FGF）、神经生长因子（NGF）、表皮生长因子（EGF）、血管内皮生长因子（VEGF）、血小板源生长因子（PDGF）等。其中 TGF - β 具有免疫抑制作用，可抑制多种免疫细胞（如巨噬细胞、中性粒细胞、NK 细胞、T/B 细胞）的生长和功能活性。

6. 趋化因子（chemokine）

趋化因子是一组对免疫细胞有趋化作用的细胞因子，可由白细胞和某些组织细胞产生。根据其 N 端半胱氨酸排列顺序，可分为四个亚族。

（1）CXC 亚族 又称 α 亚族，代表成员是中性粒细胞激活蛋白（neutrophil activating protein - 1，NAP - 1），即 IL - 8，能趋化中性粒细胞、嗜酸性粒细胞或嗜碱性粒细胞。

（2）CC 亚族 又称 β 亚族，代表成员是单核细胞趋化蛋白 - 1（monocyte chemotactic protein - 1，MCP - 1），能趋化单核-巨噬细胞。

（3）C 亚族 又称 γ 亚族，代表成员是淋巴细胞趋化蛋白（lymphotactin，LTN），可趋化 T/B 淋巴细胞和 NK 细胞。

（4）CXXXC 亚族 代表成员是分形素（fractalkine，FKN），可趋化单核细胞、T 淋巴细胞和 NK 细胞。

（三）细胞因子受体（cytokine receptor，CKR）

细胞因子通过与靶细胞表面的相应细胞因子受体结合后启动细胞内的信号转导途经，介导细胞的生物学

效应从而调节细胞的功能。细胞膜表面的细胞因子受体均为跨膜分子，由胞膜外区、跨膜区和胞质区组成。若 CKR 从膜上脱落游离在体液中，则称为可溶性细胞因子受体（soluble cytokine receptor，sCKR）。

1. 细胞因子受体的分类

根据胞外区氨基酸序列的特性，将细胞因子受体分为五个家族。

（1）Ⅰ型细胞因子受体家族　是 IL-2、3、4、5、6、7、9、11、12、13、15、GM-CSF、G-CSF 等细胞因子的受体。

（2）Ⅱ型细胞因子受体家族　是 IFN-α、IFN-β、IFN-γ 和 IL-10 的受体。

（3）Ⅲ型细胞因子受体家族　是 TNF-α、TNF-β、FasL、CD40L 等的受体，又称肿瘤坏死因子受体超家族

（4）趋化因子受体家族　是若干趋化因子的受体，包括 CCR1-11、CXCR1-5、CR1 和 CX3CR1。

（5）免疫球蛋白超家族　是 IL-1、IL-6、M-CSF、SCF 等的受体。

2. 细胞因子受体共用链

Ⅰ型和Ⅱ型细胞因子受体家族多数成员由两个或两个以上亚单位组成，其中一个是细胞因子结合亚单位，另一个是信号转导亚单位。若干细胞因子常常共用相同的信号转导亚单位，故又称共用链。IL-2、IL-4、IL-7、IL-9、IL-15 等受体中有相同的信号转导亚单位 γ 链，因此如果 IL-2Rγ 链基因突变，患者多表现为细胞免疫和体液免疫均低下的性联重症联合免疫缺陷。

二、细胞因子的共同特点

1. 高效性

细胞因子与其相应受体均为高亲和力结合，所以极微量的细胞因子（pmol 水平）即有明显的生物学效应。

2. 多样性

一种细胞因子能作用于多种效应细胞，发挥多种生物学作用。

3. 重叠性

不同的细胞因子可有相同或相似的生物学活性。

4. 协同性和拮抗性

协同性指一种细胞因子辅助增强另一种细胞因子的生物学效应；拮抗性指一种细胞因子竞争抑制另一种细胞因子的生物学效应。

5. 短暂性

只有当刺激因子作用于细胞，激活细胞因子基因，细胞才能分泌细胞因子，且分泌过程短暂，一旦刺激消失，细胞因子的合成即停止，而且所分泌的细胞因子半衰期短，很快被降解。

6. 双向性

（1）细胞因子适量分泌，可对机体产生生理性调节作用，但若过量分泌则会产生免疫病理损伤。

（2）细胞因子的生物学作用有双向性，如淋巴细胞能产生 TNF-α 杀伤肿瘤细胞，而肿瘤细胞也能自分泌 TNF-α 抵抗凋亡。

7. 网络性

每种细胞因子可作用于多种细胞，每种细胞可受多种细胞因子的调节，不同细胞因子之间具有相互协同或制约，形成复杂而又有序的免疫调节网络，对免疫应答进行调节，维持免疫系统的稳态平衡。

Th1 细胞因子和 Th2 细胞因子互相拮抗。

（1）IFN-γ 和 IL-12 能促进 Th0 细胞向 Th1 细胞分化，IFN-γ 还能抑制 Th2 细胞的功能。Th1 细胞产

生 IL-2、IFN-γ、TNF-α 促进 CTL 增殖分化、杀伤感染突变细胞；Th1 细胞产生的 IL-3、GM-CSF 促进更多白细胞的产生。

（2）IL-4 促进 Th0 细胞分化为 Th2 细胞，并抑制 Th1 细胞的功能；Th2 细胞分泌 IL-4、IL-5、IL-6 和 IL-13，可刺激 B 细胞分化增殖，分泌抗体。

三、细胞因子及其受体的生物学功能

（一）细胞因子的生物学功能

1. 参与免疫细胞分化发育

（1）中枢免疫器官内的免疫细胞　细胞因子能诱导多能造血干细胞分化为不同谱系。如 IL-7 可诱导淋巴样祖细胞分化为 T、B 细胞系。

（2）外周免疫器官内的免疫细胞　细胞因子调控外周组织中免疫细胞进一步生长分化。如 IL-4 可诱导单核细胞分化为树突状细胞；促进 Th0 细胞分化为 Th2 细胞。

2. 参与调节免疫应答

（1）参与固有免疫和炎症反应　细胞因子激活相应固有免疫细胞，有助于机体早期抗细菌、病毒感染的效应。

1）IL-2、12、15 和 IFN-γ 可增强 NK 细胞杀伤病毒感染细胞等能力。

2）IL-1、TNF、IFN-γ 可增强单核-巨噬细胞的吞噬杀伤功能。

3）IL-1、IL-6、TNF-α 可促进肝细胞生成急性期蛋白。

（2）参与适应性免疫和免疫调节　细胞因子参与适应性免疫应答的全过程，包括抗原提呈、淋巴细胞活化、增殖和分化以及效应阶段，从而调节免疫应答的强度甚至决定免疫应答的类型。

1）IFN-γ 促进抗原提呈细胞表面 MHC-I/II 类分子的表达。

2）IL-2、IL-7、IL-18 等促进 T 细胞活化、增殖。

3）IFN-γ、IL-12 能促进 Th0 细胞向 Th1 细胞分化。

4）IL-4、IL-5、IL-6 和 IL-13 等促进 B 细胞的活化、增殖、分化。

5）IL-5、TGF-β 可调控 B 细胞分泌 IgA。

6）IL-4 可促使 B 细胞分泌 IgG1 和 IgE。

7）TNF-α 可直接杀伤肿瘤细胞和被病毒感染的靶细胞。

（3）促进创伤修复

1）细胞因子大多能促进组织损伤后的修复。

2）TGF-β 能刺激成骨细胞和成纤维细胞活化增殖。

3）血管内皮细胞生长因子能促进血管和淋巴管的再生。

4）成纤维细胞生长因子参与并促进慢性软组织溃疡的愈合。

5）表皮生长因子可促进上皮细胞、成纤维细胞和内皮细胞的增殖，实现对皮肤溃疡和创伤的愈合。

（4）其他　细胞因子还参与造血、致热、致痛等效应，以及内毒素血症、超敏反应和自身免疫病等多种病理过程。

（二）细胞因子受体的生物学功能

（1）膜型细胞因子受体与相应细胞因子结合，将细胞外信号传导致细胞内，从而介导该细胞因子的生物学效应。IL-1Rα 是 IL-1R 的天然拮抗剂，能阻止 IL-1 与靶细胞膜表面 IL-1R 结合，从而拮抗 IL-1 的生物学作用，降低临床内毒素性休克的病死率；一些病毒可分泌细胞因子结合蛋白，从而干扰细胞因子与相应受体结合后的生物学效应。

（2）一些可溶性细胞因子受体可作为细胞因子的运载体促进相应细胞因子的功能；而大多数可溶性细胞因子受体是细胞膜表面 CKR 的拮抗抑制物，能竞争抑制相应细胞因子与其膜受体的结合，从而干扰、中和该细胞因子的作用。

四、细胞因子与临床

（一）细胞因子与疾病的发生

1. 细胞因子表达过高

在炎症、自身免疫病、变态反应、休克等疾病时，某些细胞因子表达增加，因此细胞因子抑制剂有可能用于相应疾病的治疗。

（1）类风湿关节炎（RA）患者的关节腔滑膜液中 IL - 1、IL - 6、IL - 8 和 TNF - α 水平升高，这些细胞因子均可促进炎症过程，加重病情。

（2）IgE 是参与 I 型超敏反应的关键分子，IL - 4 促进 IgE 生成，IL - 5 和 IL - 6 协同 IL - 4 促进 IgE 生成，IFN - γ 抑制 IL - 4 促进 IgE 生成的作用。

（3）血小板激活因子可参与一些超敏反应性疾病如支气管哮喘、过敏性鼻炎、过敏性休克、荨麻疹等。

2. 细胞因子及其受体的缺陷

包括先天性缺陷和继发性缺陷两种病理情况。

（1）先天性的性联重症联合免疫缺陷患者，IL - 2 受体 γ 链（共用链）缺陷，导致相应细胞因子功能障碍，表现为体液免疫和细胞免疫双重缺陷。

（2）获得性免疫缺陷综合征患者，因人类免疫缺陷病毒（HIV）感染后破坏 CD4$^+$T 细胞，导致其产生的相应细胞因子缺陷，由此体液免疫和细胞免疫功能全面下降。

（二）细胞因子与疾病的诊断

某些细胞因子的检测及其水平的动态观察，能作为相关疾病的诊断、判断疗效和预后指标。

（1）IL - 1 和 MCP - 1 在类风湿关节炎患者关节滑液中的表达水平较骨性关节炎中明显增高。

（2）HIV 感染机体后血清中 TNF - α 水平增高，且与脑部病变的严重程度相关。

（3）脓毒症、脑膜炎、疟疾和利什曼病患者血清中 TNF - α 水平增高，且与病死率呈正相关。

（4）器官移植后血清中 sIL - 2R、IL - 2、IL - 6 和 TGF - β 的表达水平与移植排斥反应密切相关，成为监测排斥反应的重要指标。

（三）细胞因子与疾病治疗

1. 细胞因子补充疗法

通过给予外源性细胞因子或细胞因子基因疗法等途径，增加患者体内细胞因子水平以达到治疗疾病的目的，如应用 IFN 治疗肿瘤及病毒感染；应用 GM - CSF 刺激造血功能等。

2. 细胞因子拮抗疗法

通过抑制细胞因子的产生、阻断细胞因子与其相应受体的结合或结合后的信号传导，使细胞因子的病理性作用难以发挥。该疗法适用于自身免疫性疾病、移植排斥反应、感染性休克等的治疗。

（1）抗 TNF 单克隆抗体可减轻甚至阻断感染性休克的发生。

（2）IL - 1 受体拮抗剂可用于对炎症、自身免疫性疾病等的治疗。

目前已批准生产的细胞因子药物包括 IL - 2、IFN、EPO、G - CSF、GM - CSF 等（表 6 - 1），正在进行临床试验的包括 IL - 1、IL - 3、M - CSF、SCF、TGF - β 等（表 6 - 2）。

表6-1 已批准生产的细胞因子多肽药物

名称	适应证
IL-2	目前 IL-2 多与肿瘤浸润淋巴细胞（TIL）合用治疗实体肿瘤，对肾细胞癌、黑色素癌、非霍奇金淋巴癌、结肠直肠癌有较显著的疗效，应用 IL-2（或与 IFN 合用）治疗感染疾病亦取得了一定疗效
IFN-α	主要用于治疗病毒性感染和肿瘤，如病毒性肝炎（主要是慢性活动性肝炎）、疱疹性角膜炎、带状疱疹、慢性宫颈炎、白血病、AIDS 等有较好疗效，但对实体肿瘤的疗效较差
IFN-β	多发性硬化症
IFN-γ	慢性肉芽肿、类风湿关节炎、生殖器疣、过敏性皮炎和恶性肿瘤
C-CSF	自身骨髓移植、化疗导致的粒细胞减少症、AIDS、白血病、再生障碍性贫血
CM-CSF	自身骨髓移植、化疗导致的血细胞减少症、AIDS、再生障碍性贫血、MDS
EPO	慢性肾功能衰竭导致的贫血、恶性肿瘤、化疗导致的贫血、失血后贫血

表6-2 已批准临床试验的细胞因子多肽药物

名称	适应证
IL-1α	放疗、化疗所致的骨髓抑制、恶性肿瘤
IL-1β	放化疗所致的骨髓抑制、癌症、促进伤口愈合
IL-3	骨髓衰竭、血小板缺乏、自身骨髓移植、化疗佐剂、外周血干细胞移植
IL-4	免疫缺陷、恶性肿瘤、疫苗佐剂
IL-6	放化疗所致血小板减小、恶性肿瘤、疫苗佐剂
M-CSF	恶性肿瘤、白血病、骨髓移植、降胆固醇
TNF	目前多倾向将其局部应用如瘤灶内注射治疗某些肿瘤和直肠癌，其确切疗效尚待进一步评价
干细胞因子（SCF）	骨髓衰竭
TGF-β	炎症
IL-11	血小板减少症
IL-1受体拮抗剂	败血性休克、类风湿关节炎
PLXY321	骨髓衰竭

（王　洁）

第七章 白细胞分化抗原和黏附分子

重点	白细胞分化抗原、CD 抗原、黏附分子的基本概念
难点	细胞黏附分子的分类、特性和功能
考点	白细胞分化抗原、CD 抗原和黏附分子的基本概念、黏附分子的分类和主要功能

速览导引图

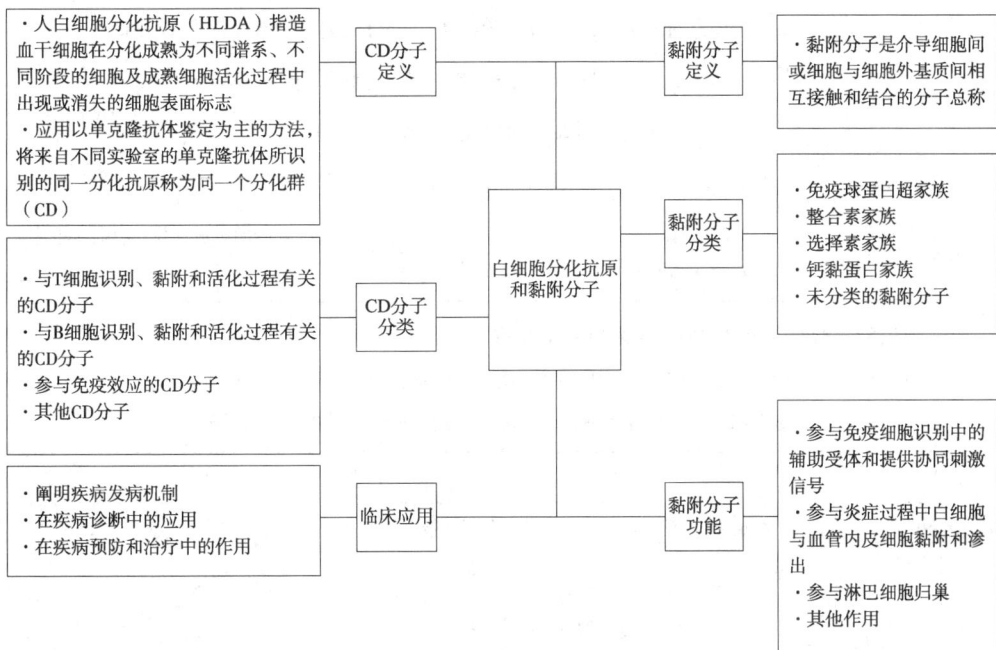

免疫应答过程有赖于免疫系统中细胞间的相互作用，包括细胞间直接接触以及间接通过分泌细胞因子或其他生物活性分子介导的作用。表达于细胞表面的功能分子是免疫细胞相互识别和作用的重要分子基础，包括细胞表面的多种抗原、受体和黏附分子等。有些细胞表面功能分子也称为细胞表面标志。白细胞分化抗原和黏附分子是两类重要的免疫细胞膜分子。

一、人白细胞分化抗原

（一）人白细胞分化抗原的概念

人白细胞分化抗原（human leukocyte differentiation antigen，HLDA）主要指造血干细胞在分化成熟为不同谱系、不同阶段的细胞及成熟细胞活化过程中出现或消失的细胞表面标志。HLDA 除表达在白细胞外，还表达在多种造血或非造血细胞表面。HLDA 具有多种重要功能，广泛参与机体固有免疫和适应性免疫应答。HL-DA 大都是跨膜的糖蛋白，少数 HLDA 是碳水化合物。

HLDA 根据其胞膜外区结构特点，可分为不同的家族或超家族。常见的有免疫球蛋白超家族、细胞因子受体家族、C 型凝集素超家族、整合素家族、选择素家族、肿瘤坏死因子超家族和肿瘤坏死因子受体超家族等。

（二）分化群的定义

应用以单克隆抗体鉴定为主的方法，将来自不同实验室的单克隆抗体所识别的同一分化抗原称为同一个分化群（cluster of differentiation，CD）。经第九届国际人类白细胞分化抗原专题讨论会命名，目前人 CD 的编号已从 CD1 命名至 CD363，可大致划分为 14 个组。

1. 与 T 细胞识别、黏附和活化过程有关的 CD 分子

这部分 CD 分子主要有 CD2、CD3、CD4、CD8、CD58、CD28/CD152 和 CD154 等，见表 7 - 1。

表 7 - 1 与 T 细胞识别、黏附和活化过程有关的 CD 分子

CD	主要功能
CD2	CD58、CD48、CD59 和 CD150 的受体，参与 T 细胞活化、黏附
CD3	构成 TCR/CD3 复合体，参与抗原识别信号传导
CD4	与 MHC - II 类分子结合，T 细胞抗原识别的共受体，信号传导，HIV 受体
CD8	与 MHC - I 类分子结合，T 细胞抗原识别的共受体，信号传导
CD28	与 CD80/CD86 互为配体，T 细胞活化的协同刺激分子
CD152（CTLA - 4）	与 CD80/CD86 互为配体，T 细胞活化的协同抑制分子
CD154（CD40L）	CD40 的配体，B 细胞活化的协同刺激分子；调节 Th1 细胞的生成和作用；与生发中心的形成和抗体的类别转换有关

2. 与 B 细胞识别、黏附和活化过程有关的 CD 分子

这部分 CD 分子主要有 CD79a、CD79b、CD19、CD81、CD80、CD86 和 CD40 等，见表 7 - 2。

表 7 - 2 与 B 细胞识别、黏附和活化过程有关的 CD 分子

CD	主要功能
CD79a/ CD79b	组成 BCR 复合物；参与抗原识别信号传递
CD19	与 CD21、CD81 相连组成 B 细胞共受体，调节 B 细胞发育、活化和分化
CD21	与抗原抗体补体复合物中的补体结合，辅助 BCR 结合抗原；C3d、C3dg、iC3b、EBV 的受体
CD81	与 CD19、CD21 相连组成 B 细胞共受体，辅助 B 细胞结合抗原；HCV 受体
CD80/CD86	CD28、CTLA - 4 配体；辅助 BCR 结合抗原，提供 T 细胞协同刺激信号
CD40	与 CD40L 结合，为 B 细胞活化提供第二信号，协助 B 细胞生长、分化和记忆细胞的产生

3. 参与免疫效应的 CD 分子

（1）构成免疫球蛋白 Fc 段受体的 CD 分子 Ig 的功能主要与其结构有关，许多细胞表面具有 Ig 的 Fc 受体，IgFc 段通过与 FcR 结合介导 Ig 重要的生理病理功能。属于 CD 分子的 Fc 受体有 FcγR、FcαR 和 FcεR。其中 FcR 分为 FcγR I、FcγR II 和 FcγR III 三类；FcεR 分为 FcεR I 和 FcεR II 两类，见表 7 - 3。

表7-3 构成免疫球蛋白Fc段受体的CD分子

Fc受体		CD编号	主要功能
FcγR	FcγRⅠ	CD64	表达于单核-巨噬细胞及DC；为高亲和力FcγR，介导ADCC和调理作用
	FcγRⅡ	CD32	分布广泛，为低亲和力FcγR，介导吞噬作用和呼吸爆发
	FcγRⅢ	CD16	低亲和力FcγR，主要结合IgG1、IgG3，可促进吞噬和介导ADCC作用
FcαR		CD89	中亲和力FcαR，介导调理作用、超氧阴离子的产生、释放炎症介质以及ADCC作用
FcεR	FcεRⅠ	暂无	高亲和力受体，分布于肥大细胞、嗜碱性粒细胞，介导Ⅰ型超敏反应
	FcεRⅡ	CD23	表达于B细胞和单核细胞，是低亲和力FcεR，参与IgE合成的调节

（2）细胞凋亡相关的CD分子

1）CD95：又称Fas，属肿瘤坏死因子受体超家族（TNFRSF）成员，表达于体内许多类型细胞表面。其胞浆区内含有保守序列，与细胞死亡密切相关，称死亡结构域（death domain，DD）。Fas主要以膜受体形式存在，通过转录水平的不同拼接也可形成可溶性Fas。

2）CD178：即Fas配体（Fas ligand，FasL），属肿瘤坏死因子超家族（TNFSF）成员，主要分布于活化T细胞表面，亦可分泌或脱落至细胞外，成为可溶性分子。细胞表面Fas与FasL结合导致细胞内caspase-8活化，启动细胞凋亡通路，是免疫杀伤细胞的效应机制之一。

二、黏附分子

细胞黏附分子（ccll adhesion molecule，CAM）是介导细胞间或细胞与细胞外基质间相互接触和结合的分子的总称。黏附分子以受体-配体结合的形式发挥作用，参与细胞识别、活化、增殖等，是免疫应答、炎症发生、凝血、肿瘤转移以及创伤愈合等一系列重要生理和病理过程的分子基础；根据其结构特点可分为免疫球蛋白超家族、整合素家族、选择素家族、钙黏蛋白家族。此外，还有一些尚未归类的黏附分子。

（一）免疫球蛋白超家族

参与细胞间相互识别、相互作用的黏附分子中，有许多分子具有类似免疫球蛋白的结构域，其氨基酸组成也有一定的同源性，属于免疫球蛋白超家族（immunoglobulin superfamily，IgSF）的成员。IgSF黏附分子在免疫细胞膜分子中最为庞大，种类繁多、分布广泛，功能多样且重要。其配体多为IgSF黏附分子以及整合素，主要参与淋巴细胞抗原识别、免疫细胞间相互作用，并能提供活化或抑制信号。如分布在T细胞表面的CD2、CD4、CD8和分布在抗原提呈细胞（APC）表面的B7-1/2、ICAM-1等都属于IgSF成员。

（二）整合素家族

整合素主要介导细胞与细胞外基质的黏附，使细胞得以附着而形成整体。

1. 整合素分子基本结构

整合素家族的成员都是由α、β两条链（亚单位）经非共价键连接组成的异源二聚体，共同组成识别配体的结合点。

2. 整合素家族的组成

整合素家族中至少有18种α亚单位和8种β亚单位，以β亚单位的不同将整合素家族分为β1~β8八个组。同一个组中，β链均相同，α链不同。大部分α链结合一种β链，有的α链可分别结合多种β链。

3. 整合素分子的分布

整合素分布十分广泛，一种整合素可分布于多种细胞，同一种细胞也往往表达多种整合素。某些整合素的表达有特异性，如白细胞黏附受体组（β2 组）主要分布于白细胞，gpⅡb/Ⅲa 分布于血小板等。

（三） 选择素家族

1. 选择素分子的基本结构

选择素为跨膜分子，各成员胞膜外区结构相似，均由 C 型凝集素样（CL）结构域、表皮生长因子（EGF）样结构域和补体调节蛋白（CCP）结构域组成。其中 CL 结构域可结合碳水化合物，是选择素与配体结合的部位；EGF 样结构域用于维持分子构象，CCP 结构域功能尚不清楚。

2. 选择素家族的组成

选择素家族有 L－选择素（CD62L）、P－选择素（CD62P）和 E－选择素（CD62E）三个成员，在白细胞与内皮细胞黏附、炎症发生及淋巴细胞归巢中发挥重要作用。

3. 选择素分子识别的配体

选择素识别的配体是一些寡糖基团，主要是唾液酸化的路易斯寡糖（即 CD15s）或类似结构的分子，这些配体主要表达于白细胞、内皮细胞和某些肿瘤细胞表面。

（四） 钙黏蛋白家族

1. 钙黏蛋白的分子结构

钙黏蛋白（cadherin）均为单链糖蛋白，由胞浆区、穿膜区和胞膜外区三部分组成。N 端的 113 个氨基酸残基构成配体结合部位。胞膜外部分具有结合钙离子的作用，胞膜内部分高度保守，并与细胞内结构相连。

2. 钙黏蛋白家族组成

钙黏蛋白家族拥有 20 多个成员，由经典的钙黏蛋白和原钙黏蛋白两个亚家族组成。经典的钙黏蛋白亚家族包括 E－cadherin、N－cadherin 和 P－cadherin 等，E、N 和 P 分别表示上皮（epithelial）、神经（nerve）和胎盘（placeta）。不同的钙黏蛋白在体内有其独特的组织分布，其表达随细胞生长、发育状态不同而改变。钙黏蛋白对胚胎发育中的细胞识别、迁移和组织分化以及成体组织器官构成具有重要作用。

3. 钙黏蛋白识别的配体

钙黏蛋白的配体也是钙黏蛋白，以这种方式相互作用的黏附分子除钙黏蛋白家族的黏附分子外，还有属于免疫球蛋白超家族的 CD31（PECAM）和 CD56（NCAM）。

（五） 黏附分子的功能

黏附分子参与机体多种重要的生理病理过程，本章仅介绍与免疫密切相关的作用。

1. 参与免疫细胞识别中的辅助受体和提供协同刺激信号

CD2 与 CD80/CD86、LFA－1 与 ICAM－1、LFA－2 与 LFA－3 等黏附分子对的相互作用加强了 APC 与 T 细胞的直接接触，增强 TCR 与 pMHC 复合物结合的亲和力。T 细胞识别 APC 提呈的抗原后，如缺乏辅助刺激信号，则 T 细胞的应答处于无能（anergy）状态；CTL 杀伤靶细胞时，黏附分子的相互作用导致靶细胞紧密接触，促使 CTL 有效地发挥杀伤作用。

2. 参与炎症过程中白细胞与血管内皮细胞黏附和渗出

白细胞黏附并穿越血管内皮细胞向炎症部位渗出的重要分子基础是白细胞与血管内皮细胞间黏附分子的相互作用。不同白细胞的渗出过程或在渗出的不同阶段，所涉及的黏附分子不尽相同。例如在炎症初期，中性粒细胞（PMN）表面的 sLe^x（CD15s）可与血管内皮细胞表面的 P－选择素和 E－选择素结合而黏附于血管壁。随后在血管内皮细胞的膜结合型 IL－8 诱导下，已黏附的 PMN 表面 LFA－1 和 Mac－1（CR3）等分子表达上调，与内皮细胞上的 ICAM－1 结合，导致 PMN 与内皮细胞的稳定黏附。稳定黏附后，细胞黏附作用减弱，黏附的 PMN 易与内皮细胞分离，继而 PMN 有步骤地迁移、渗出到血管外参与炎症反应。其他白细胞的黏附渗出过程与 PMN 相似，但参与的黏附分子有所不同。

3. 参与淋巴细胞归巢

淋巴细胞归巢（lymphocyte homing）是淋巴细胞的定向游动，包括淋巴干细胞向中枢淋巴器官归巢，成熟淋巴细胞向外周淋巴器官归巢，继而经淋巴管、胸导管进入血液进行淋巴细胞再循环，以及淋巴细胞向炎症部位渗出。其分子基础是称之为淋巴细胞归巢受体（lymphocyte homing receptor，LHR）的黏附分子与内皮细胞上相应的地址素（addressin）的相互作用。在外周淋巴结或肠道相关淋巴组织高内皮微静脉（HEV）上选择性表达的地址素分别称为外周淋巴结地址素（peripheral node addressin，PNAd）和黏膜地址素（mucosal addressin，MAd）。已知 L - 选择素和 CD44 可作为归巢受体分别与 PNAd（包括 CD34 和 GlVCAM - 1 等）和 MAd 结合，介导淋巴细胞 - 高内皮细胞（HIEC）间的相互作用，从而参与淋巴细胞再循环。与此类似，LFA - 1 或 Mac - 1 与 ICAM - 1 的活化和结合是淋巴细胞与 HEC 相互稳定黏附的必需条件。LFA - 1 与 ICAM - 2、VLA - 4 与 VCAM - 1 等可能也参与介导淋巴细胞向外周淋巴结归巢。

4. 其他作用

黏附分子还具有其他多种重要功能。例如，IgSF 黏附分子参与诱导胸腺细胞的分化成熟；胚胎发育过程中，cadherin 等参与细胞黏附及有序结合等。

三、白细胞分化抗原及其单克隆抗体的临床应用

（一）阐明发病机制

（1）自身免疫性疾病　CD95（Fas）通过与 FasL 结合导致细胞内 caspase - 8 活化，启动细胞凋亡通路，参与生理或病理过程。目前认为 Fas/FasL 的相互作用是人类某些器官特异性自身免疫性疾病的一种共同机制，如胰岛素依赖型糖尿病、多发性硬化症、桥本甲状腺炎等。

（2）遗传性疾病　白细胞黏附缺陷症（leukocyte adhesion deficiency，LAD）是一种常染色休隐性遗传病，临床表现为反复发作的严重感染。LAD 分为 LAD - 1 和 LAD - 2，两型 LAD 的发病机制分别是 CD18 基因缺陷导致白细胞 LFA - 1 表达异常以及岩藻糖代谢障碍导致白细胞 sLe^x 合成缺陷，两型 LAD 均使白细胞不能黏附及穿过血管内皮细胞聚集到炎症部位。

（3）炎症　黏附分子在多种炎症性疾病中发挥重要作用。在类风湿关节炎急性发作期，淋巴细胞、单核细胞表面的 CD2、LFA - 1、CD44 等表达增加，与血管内皮细胞表面相应配体结合，增强炎症细胞的组织浸润，加重局部病变和器官功能损害。

（4）免疫缺陷病　HIV 外壳蛋白 gp120 特异性识别 CD4 分子，HIV 感染 CD4 阳性细胞后，使 CD4 细胞数量明显下降，免疫功能降低甚至发生缺陷。

（5）移植排斥　黏附分子介导免疫细胞向移植部位浸润，提供 T 细胞激活的共刺激信号，诱导效应 T 细胞形成并介导效应细胞杀伤靶细胞。

（6）肿瘤　黏附分子通过不同机制参与肿瘤的发生、发展和转移。如大肠癌、乳腺癌等肿瘤细胞表面 E - cadherin 明显减少或缺失，细胞黏附减弱，导致肿瘤细胞浸润及转移。肿瘤细胞异常表达某些黏附分子，促进进入血液的肿瘤细胞与血管内皮细胞黏附，造成血行转移。黏附分子还可用于辅助判断肿瘤的分期和预后。

（二）在疾病诊断中的应用

检测 HIV 感染者和 AIDS 患者外周血 $CD4^+T/CD8^+T$ 比值和 $CD4^+T$ 细胞绝对数，对于辅助诊断和判断病情与药物疗效有重要价值。正常人外周血 $CD4^+T$ 细胞绝对数在 500 个/μl 以上，$CD4^+T/CD8^+T$ 比值在 1.7 ～ 2.0；HIV 感染后，$CD4^+T/CD8^+T$ 比值迅速降低甚至倒置，当 HIV 感染者 $CD4^+T$ 细胞数目降至 200 个/μl 时，则为疾病恶化的先兆。此外，CD 单克隆抗体为白血病、淋巴瘤的免疫学分型提供了精确的手段。

（三） 在疾病预防和治疗中的作用

抗胸腺细胞球蛋白（ATG）以及抗 CD3、CD25 等单克隆抗体在临床上被用作免疫抑制剂已取得明显疗效。体内注射抗 CD3 单克隆抗体后可与 T 细胞结合并活化补体，迅速去除 T 细胞，降低机体免疫应答水平达到防治移植排斥反应的目的。此外，抗 CD 分子单克隆抗体交联某些毒素后可形成免疫毒素，借助免疫毒素中单克隆抗体识别的特异性可使毒素选择性杀伤靶细胞，如抗 CD19 单克隆抗体免疫毒素已用于治疗 B 细胞白血病和淋巴瘤。

（罗奇志）

第八章 主要组织相容性复合体及其编码分子

重点	MHC－Ⅰ类和Ⅱ类分子的结构及其提呈抗原肽的作用
难点	MHC 基因结构及其遗传学特性
考点	MHC 分子结构和功能特点，MHC 分子的分布，HLA 基因多态性及 HLA 的医学意义

速览导引图

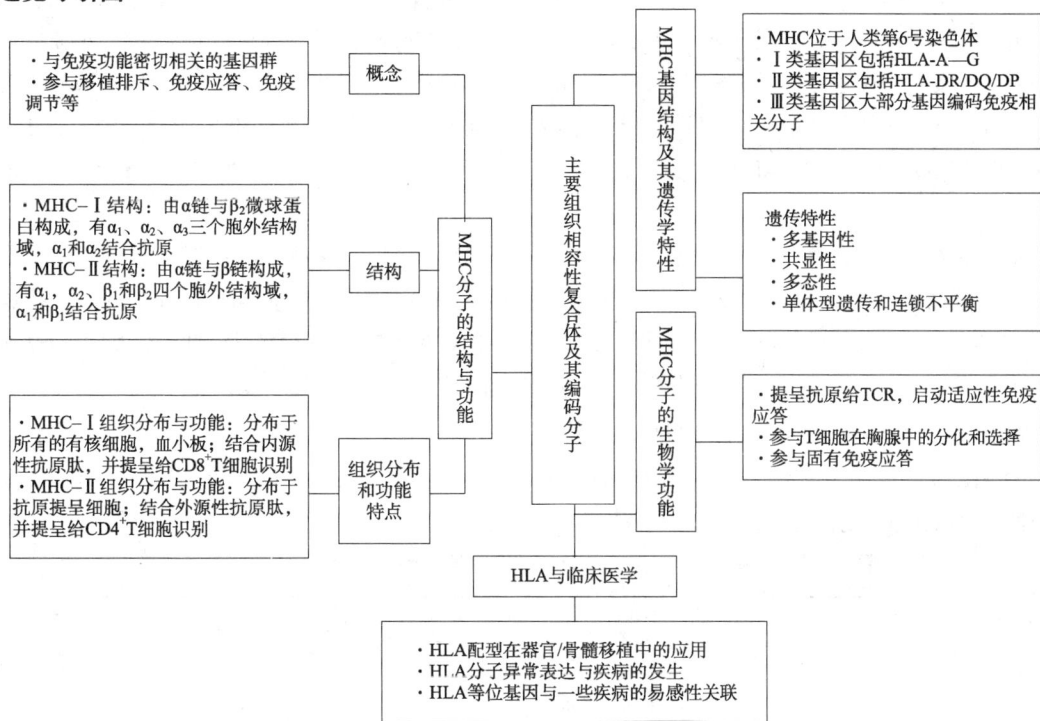

主要组织相容性复合体（major histocompatibility complex，MHC）是一组与免疫功能密切相关的基因群，参与移植排斥、免疫应答、免疫调节等多种生理病理过程。其中，经典的 MHC－Ⅰ类分子表达在所有有核细胞表面，而经典的 MHC－Ⅱ类分子仅表达在抗原提呈细胞（APC）、胸腺上皮细胞和内皮细胞等表面。

一、MHC 分子的结构与功能

MHC－Ⅰ类和 MHC－Ⅱ类分子是以膜型糖蛋白形式表达在细胞表面，两者在分子结构和功能上有许多相似之处。从胞外结构域的三维构型来看，都具有一个结合抗原肽的沟槽，能够稳定地结合多肽链提呈至细胞膜表面，与 TCR 结合，使 T 细胞识别。MHC－Ⅲ类分子与Ⅰ类和Ⅱ类分子相差较大，但其中大部分分子也参与免疫应答。

（一）MHC - I 类分子结构

MHC - I 类分子由一条45kDa的重链（α链）和一条12kDa轻链（β_2微球蛋白）结合而成的异源二聚体。重链分为胞浆区、跨膜区和胞外区，胞外段含有α1、α2、α3 三个结构域，其中α1 和 α2 构成抗原结合槽，该凹槽两端封闭，只能接纳8~10个氨基酸残基。α3 结构域是 T 细胞辅助性受体 CD8 分子结合部位。轻链由 MHC 区域外的基因编码，即β$_2$微球蛋白，与重链分子α3 结构域很相似，但无跨膜区域，以非共价键与α3 结合。β 轻链在物种间高度保守，其作用与维持 MHC - I 类分子的稳定性有关。

（二）MHC - II 类分子结构

MHC - II 类分子由33kDa的α链和28kDa的β链通过非共价键相互作用形成双跨膜蛋白的异源二聚体。与 MHC - I 类分子重链一样，MHC - II 类分子的α和β链都包含有胞外区、跨膜区和胞浆区。其中，α链的胞外区含有α1 和 α2 结构域，β链的胞外区含有β1 和 β2 结构域。α1 和 β1 结构域共同形成抗原结合槽，该凹槽两端开放，可接纳13~17个氨基酸残基。α2 和 β2 组成膜近端结构；β2 结构域可与 CD4 分子结合。

（三）MHC 分子与抗原肽的结合

MHC 分子主要功能是将抗原肽提呈至细胞膜表面，供 T 细胞的 TCR 来识别，诱导机体产生免疫应答。MHC 抗原肽结合槽与抗原肽结合并非完全互补，抗原肽结合沟槽中有两个或两个以上氨基酸位置较为关键，称为锚定位（anchor position）。位于锚定位上的氨基酸残基则称为锚定残基（anchor residue）。抗原肽与锚定残基是否吻合决定 MHC 分子与抗原肽结合的牢固程度。细胞内产生的多肽片段（8~10个氨基酸）被转运至内质网后与 MHC - I 类分子结合，然后转至细胞膜的表面，供 CD8$^+$细胞的 TCR 识别。MHC - II 类分子结合外源性抗原肽（13~18个氨基酸），并将这些抗原肽提呈到细胞膜表面，供 CD4$^+$ T 细胞的 TCR 细胞识别。

MHC 分子结合抗原肽并非完全特异，一种 MHC 分子可结合多种肽；相反，一种肽也可绑定于不同的 MHC 分子。能结合于同一种 MHC 分子沟槽的抗原肽，则拥有特定的共用基序（consensus motif）。抗原肽与 MHC 分子的结合具有以下特点：①非共价键；②专一性（相对选择性）；③包容性，即特定 MHC 分子所选择的锚定残基并非严格专一，而是一类带有特定共同基序的蛋白肽段。

（四）人类 MHC 分子的组织分布和功能特点

人类 MHC 分子又称为人类白细胞抗原（human leukocyte antigen，HLA），经典的 HLA - I、HLA - II 类分子在结构、组织分布和功能各有特点，见表8 - 1。

表8 - 1　人类 MHC 分子的结构和功能特点

项目	HLA - I 类分子	HLA - II 类分子
经典的分子名称	HLA - A，B 和 C	HLA - DR，DQ 和 DP
结构	重链（α链，45kDa）和轻链（β2m，12kDa）	α链（35kDa）和 β 链（28kDa）
抗原结合槽和肽种类	α1 + α2，细胞内合成的肽	α1 + β1，细胞外抗原肽
组织分布	所有的有核细胞，血小板	抗原提呈细胞（APC）
被识别的 T 细胞	细胞毒性 T 细胞（CD8$^+$，CTL）	辅助性 T 细胞（CD4$^+$，Th）
功能特点	结合内源性抗原肽，并将其提呈给 CD8$^+$T 细胞识别	结合外源性抗原肽，并将其提呈给 CD4$^+$ T 细胞识别

二、MHC 基因结构及其遗传特性

MHC 是一群紧密连锁的 DNA 序列，小鼠的 MHC 位于第17 号染色体，称为 H - 2 复合体。人类的 MHC

位于第 6 号染色体，称为 HLA 复合体。两者 MHC 复合体基因群按 DNA 序列的顺序分为三类（MHC - I、Ⅱ 和Ⅲ类），分别编码三类不同的 MHC 分子。本节仅重点描述 HLA 基因结构。

（一）HLA - I 类及 HLA - II 类基因结构

人类 HLA 基因复合体位于人类第 6 号染色体短臂 6p21.31，全长 3600 kb，共有 224 个基因座位，其中 128 个为功能性基因（有产物表达），96 个为假基因。按 HLA 基因在染色体上的排列分为 3 个区。

1. I 类基因区

位于 HLA 复合体远离着丝点一端，含有 122 个基因。其中经典的 HLA - I 类基因包括 HLA - A、B 和 C；重要的非经典 I 类基因主要有 HLA - E、F 和 G 等。I 类基因编码 HLA - I 类分子异二聚体的重链。而轻链（β_2 微球蛋白）则由第 15 号染色体上的基因编码。

2. II 类基因区

位于 HLA 复合体近着丝点一端，含有 34 个基因；经典的 HLA - II 类基因区包括 HLA -DP、HLA - DQ 和 HLA - DR 三个亚区。每一亚区包含 A 和 B 两种基因座位（如 DRA1、DRB1），分别编码 HLA - II 类分子的 α 链和 β 链。

3. III 类基因区

位于上述二者之间，含有 62 个基因。大部分基因编码免疫相关分子。

（二）MHC - I/II 类基因外显子及其编码结构域

小鼠和人的 MHC - I 类基因序列从 5′至 3′端，依次为外显子 1 至 7，外显子与内含子序列相连。其转录的 mRNA 仅包含外显子序列，依次编码一个短的引导肽（L），胞膜外结构域（α1、α2 和 α3），跨膜区（TM）和胞浆尾（C）。其中外显子 2 和 3 编码 α1 与 α2 结构域，后两者折叠形成抗原肽结合槽，外显子 2 和 3 基因序列具有高度多态性。α3 与 β_2m 结合，形成稳定的 MHC - I 类分子。

MHC - II 类分子分别由两个基因（A 和 B 基因）编码 α 链和 β 链而成，两个基因的 DNA 序列由一系列外显子和内含子序列组成。编码小鼠和人的 MHC - II 类分子 A 基因包括外显子 1 - 5，B 基因包含外显子 1 - 6，分别编码引导肽（L），胞膜外结构域（α1 和 α2，由 A 基因编码），或（β1 和 β2，由 B 基因编码），跨膜区（Tm + c）和胞浆区（C）结构域。MHC - II 类分子的抗原结合沟槽由 α1 和 β1 结构域共同组成，因此，MHC - II 类基因的外显子 2 具有高度多态性。

（三）MHC 基因的遗传特性

人类 MHC（HLA）是目前为止最复杂、最具有多态性的人类基因群，其基因和遗传特性如下。

1. MHC 基因的特性

（1）多基因性　就个体而言，MHC 具有多基因性（polygeny），即 MHC 复合体由多个紧密相邻的基因群组成，其编码产物功能相同或相似。如人类 MHC - I 类基因区包含了经典的 HLA - I 类基因，即 HLA - A、B 和 C；非经典的 HLA - I 类基因，即 HLA - E、F、G 等。

（2）共显性　共显性（codominant）指同一个体内两条同源染色体上同一基因座位的每一等位基因均为显性基因。对某一基因座位来说，两个等位基因均能表达各自的 HLA 分子。在两个等位基因相同时（纯合子）仅表达为一种细胞表型，而不同时（杂合子）则表达两种细胞表型。

（3）多态性　就人群而言，MHC 具有高度多态性。多态性（polymorphism）是指在同一正常群体中同一基因位点上具有两个或两个以上等位基因的现象。等位基因（allele）是位于同源染色体相同基因座位上的一对基因，表 8 - 2 提供了 HLA 主要座位的等位基因数。尽管人群中 HLA 等位基因数目极其庞大，但对一个个体而言，每一基因座位上的等位基因数目仅有两个。而且，在一个特定的群体中真正能检测到的等位基因数目也是有限的。MHC 多态性扩大了种群对抗原肽的提呈范围，阻止感染在人群中的扩散，有利于维持种群的生存与延续，同时也给临床器官移植供体的选择带来了难题。

表8-2　多态性的 HLA 基因座位及已获得正式命名的等位基因数（2013/07）

位点	经典Ⅰ类基因			经典Ⅱ类基因						免疫功能相关基因					其他	合计
	B	C	A	DPA1	DPA2	DQA1	DQA2	DRA	DPB2	DRB3	TAP1	TAP2	MICA	E	G	
基因数	3005	1848	2365	37	190	51	415	7	1355	58	12	12	91	13	50	55	9564

注：其他，包括 DOA/DOB、DRB4～DRB9、DMA/DMB 等。

2. 单体型遗传和连锁不平衡

（1）单体型遗传　HLA 复合体是一组紧密连锁的基因群，多个连锁的基因序列构成了一个单倍型（haplotype）。每一个体都拥有两条 HLA 单倍型（从父母亲遗传而来）。因此，任何一个个体与其父亲或母亲至少有一条 HLA 单倍型是相同的。然而，比较分析同胞兄弟姐妹之间 HLA 单倍型则有 3 种可能。①两单体型完全相同（概率为 25%）。②一条单体型相同而另一条不同（概率为 50%）；③完全不相同（概率为 25%）。分析 HLA 单体型遗传，有利于在临床骨髓或造血干细胞移植时选择最佳供者，也可为亲子鉴定提供参考数据。

（2）等位基因的非随机性与连锁不平衡　等位基因的非随机分布指群体中等位基因不以相同频率出现，与人种有关。连锁不平衡（linkage disequilibrium，LD）指分属两个或两个以上基因座位的等位基因，同时出现在一条染色体上的概率高于或低于随机出现的频率。连锁不平衡可能与自然选择压力有关。其意义为：①可作为人群基因结构的一个特征，追溯和分析人种的迁移和进化规律。②群体中高频率的等位基因连锁可能与抵抗其生存环境中的特定疾病相关，可以为开展疾病诊断和防治提供参考。③有助于为临床选择器官和骨髓移植的最佳供体。

（三）免疫功能相关基因

除了经典的Ⅰ类和Ⅱ类基因，还有免疫功能相关基因，通常不显示或仅显示有限的多态性，参与抗原加工、免疫调节等。

1. 血清补体成份编码基因

该类基因即位于 HLA-Ⅲ类基因区，产物包括 C4、C2、B 因子等补体组分和一些炎性细胞因子（TNF-α、TNF-β）。

2. 抗原加工相关基因

（1）抗原加工相关转运物（transporters associated with antigen processing，TAP）基因　位于Ⅱ类基因区，TAP 分子位于内质网（ER）膜上。TAP 将胞浆中的抗原肽转运至 ER 内腔。是 MHC-Ⅰ类分子提呈抗原途径中最重要的伴侣分子。

（2）TAP 相关蛋白基因　位于 HLA-Ⅱ类基因区，其产物 TAP 相关蛋白（TAP-associated protein）主要参与 MHC-Ⅰ类分子在内质网的折叠和装配。

（3）蛋白酶体β亚单位（proteasome subunit beta type，PSMB）基因　位于 HLA-Ⅱ类基因区，PSMB 参与内源性抗原的酶解。在 MHC-Ⅰ类分子抗原提呈中有重要作用。

（4）HLA-DM 基因和 HLA-DO 基因　DM 分子主要参与外源性抗原的加工。DO 分子是 HLA-DM 行使功能的负调节蛋白分子。

3. 非经典Ⅰ类基因

非经典Ⅰ类基因包括 HLA-E、HLA-F、HLA-G。目前研究得较多的有下列两类基因。

（1）HLA-E　HLA-E 分子低表达于各种组织细胞，但在羊膜和滋养层细胞表面高表达，可抑制母体蜕膜中 NK 细胞的杀伤作用，参与维持母胎耐受。

（2）HLA - G HLA - G 分子主要分布于母胎界面绒毛外滋养层细胞，是 NK 细胞 KIR2DL4 受体的配体，参与维持母胎耐受。

4. 炎症相关基因

（1）肿瘤坏死因子基因家族 包括 TNF、LTA 和 LTB 三个座位，TNF 基因编码 TNF - α。LTA 和 LTB（lymphotoxin，LT）基因编码淋巴毒素。

（2）转录调节基因或类转录因子基因家族 含调节 NF - κB 活性的类 I - κB 基因（IkBL）等。

（3）MHC - I 类链相关分子（MHC class I related chain，MIC）基因家族 该家族中仅 MICA 和 MICB 有编码功能。MICA 和 MICB 是 NK 细胞活化型受体 NKG2D 的配体。另外，MIC 基因具有高度多态性，其编码分子仅表达在血管内皮细胞、上皮细胞和成纤维细胞表面。MICA 在移植排斥中有一定作用。

（4）热休克蛋白基因家族 包括 HSPA1、AHSPA1B 及 HSPA1L，编码热休克蛋白，参与炎症和应激反应，并作为分子伴侣参与内源性抗原的加工提呈。

（四）MHC 分子的生物学功能

1. 提呈抗原给 TCR，启动适应性免疫应答

MHC 分子主要功能是通过提呈抗原肽来激活 T 细胞，参与适应性免疫应答。T 细胞以其 TCR 对抗原肽和自身 MHC 分子进行双重识别。MHC - I 类分子所提呈的抗原被 CD8$^+$ T 细胞的 TCR 识别，引起 CTL 细胞活化；而 MHC - II 类分子所提呈的抗原被 CD4$^+$ T 细胞的 TCR 识别，刺激 Th 细胞活化。

2. 参与 T 细胞在胸腺中的分化和选择

T 细胞在编码 TCR 的基因重排完成之后，通过阳性选择获得 MHC 限制；再经过阴性选择，获得自身免疫耐受。最后只有那些既能识别自身 MHC 分子，又不与自身抗原肽产生高亲和力结合的 T 细胞才能进入外周淋巴器官和血液循环，发挥适应性免疫作用。

3. 作为调节分子参与固有免疫应答

（1）经典的 III 类基因编码多种补体成分，参与清除病原体和炎症反应。

（2）非经典 I 类基因和 MICA 基因产物可作为配体分子调节 NK 细胞的杀伤活性。

（3）炎症相关基因参与启动和调控炎症反应。

三、HLA 与临床医学

（一）HLA 配型在器官/骨髓移植中的应用

HLA 是引起移植排斥反应的主要组织相容性抗原，供 - 受者 HLA - A、B 和 DR 等位基因的匹配程度与移植物五年存活率正相关。在骨髓移植中，为预防移植物抗宿主病，一般选择 HLA - A、B、C，DRB1 和 DQB1 基因座位 10 个等位基因全相合者为供者。此外，临床在肾移植手术前，用供者淋巴细胞与受者血清进行交叉配型试验，用以评估移植物的组织相容性。

（二）HLA 分子异常表达与疾病的发生

在一些病毒感染或肿瘤细胞中，HLA - I 类分子表达下调，不能有效激活特异性 CD8$^+$ CTL 对靶细胞的杀伤，导致机体免疫系统不能有效地清除病毒或肿瘤细胞，引起病毒慢性感染或诱发肿瘤；此外，原先低表达或不表达 HLA - II 类分子的细胞，被细胞因子诱导后，HLA - II 类分子表达增高，其周围的 CD4$^+$ Th 细胞活化增强，引起炎症反应。一些自身免疫病的发病机制与此有关。

（三）HLA 等位基因与一些疾病的易感性关联

HLA 基因具有高度多态性，无血源个体间 HLA 等位基因相同的概率很低，带有某些特定 HLA 等位基因或单体型的个体易患某一疾病（称为阳性关联）或对该疾病有较强的抵抗力（称为阴性关联）。典型例子是

HLA – B27 等位基因与强直性脊柱炎（ankylosing spondylitis，AS）相关联，HLA 多肽性与疾病的发生机制尚未完全清楚，可能与以下几种因素相关。①HLA 的分子模拟作用。②HLA 分子抗原提呈功能异常。③T 细胞胸腺选择异常。④受体学说：HLA 抗原作为某种病毒的受体。⑤HLA 与其他易感基因连锁不平衡。

（邹义洲）

第九章 抗原提呈细胞与抗原提呈

重点	抗原提呈细胞的种类和特点，内源性、外源性抗原加工与提呈的过程
难点	树突状细胞的分类与特点，抗原加工处理和提呈的过程
考点	专职性抗原提呈细胞的种类及特点，内源性、外源性抗原的加工、处理和提呈

速览导引图

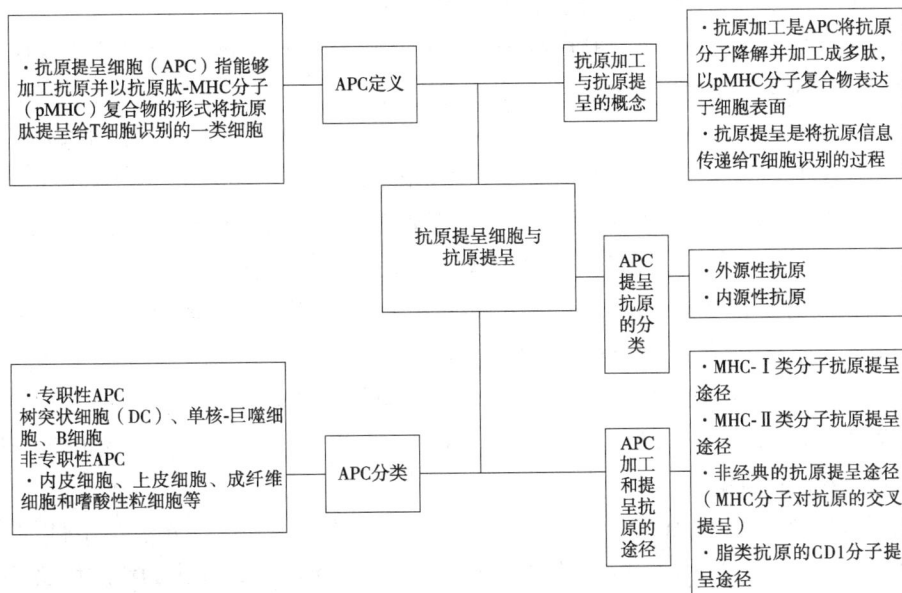

一、抗原提呈细胞的种类与特点

抗原提呈细胞（antigen presenting cell，APC）指能够加工抗原并以抗原肽 – MHC 分子（pMHC）复合物的形式将抗原肽提呈给 T 细胞识别的一类细胞，在机体免疫识别、免疫应答与免疫调节中起重要作用。

（一）APC 的分类

1. 提呈外源性抗原的 APC

此类 APC 能够摄取、加工外源性抗原并以 pMHC Ⅱ类分子复合物的形式将抗原肽提呈给 CD4$^+$ T 细胞，即通常所称的 APC。分为以下三类。

（1）专职性 APC（professional APC） 包括树突状细胞（DC）、单核 – 巨噬细胞和 B 细胞，其共同特点是组成性表达 MHC – Ⅱ类分子和其他诱导 T 细胞活化的共刺激分子，能主动摄取、加工和提呈抗原给 T 细胞。

（2）非专职性 APC（non – professional APC） 包括内皮细胞、上皮细胞、成纤维细胞和嗜酸性粒细胞等。只能在一定条件下才能被诱导表达 MHC – Ⅱ类分子和共刺激分子；摄取、加工和提呈抗原的能力较专职性 APC 弱。

2. 提呈内源性抗原的 APC

表达 MHC – Ⅰ类分子的靶细胞是一类特殊的非专职 APC，这类 APC 能将内源性抗原降解、处理为多肽，并以 pMHC Ⅰ类分子复合物的形式表达于细胞表面，提呈给具有杀伤能力的 CD8$^+$T 细胞。此类 APC 通常是被胞内病原体感染的细胞，故又称为靶细胞，能被 CD8$^+$T 细胞杀伤。

（二）专职性 APC

1. 树突状细胞

树突状细胞（dendritic cell，DC）能够识别、摄取和加工外源性抗原并将抗原肽提呈给初始 T 细胞进而诱导 T 细胞活化增殖，是功能最强的专职性 APC，可激发初次免疫应答。DC 起源于骨髓多能造血干细胞，参与固有免疫应答与适应性免疫应答，是机体适应性免疫应答的始动者。

（1）DC 的来源 DC 主要分为经典 DC（conventional DC，cDC）及浆细胞样 DC（plasmacytoid DC，pDC）两大类。cDC 主要参与免疫应答的诱导和启动。pDC 活化后可快速产生大量Ⅰ型干扰素，参与抗病毒固有免疫应答，在某些情况下参与自身免疫病的发生发展。pDC 也能加工提呈抗原。另外，滤泡 DC（follicular DC，FDC）虽然呈树突状形态，但不具备抗原提呈能力，不属于 DC。

（2）经典 DC 的成熟过程 从骨髓前体细胞分化的 DC 经血液进入组织器官，称为未成熟 DC（immature DC），未成熟 DC 在外周组织器官摄取抗原后迁移并发育为成熟 DC。

1）未成熟 DC：大多数髓系 DC 离开骨髓后以未成熟状态存在，摄取抗原的能力强，刺激初始 T 细胞能力弱，主要存在于各组织器官。其特点是：①表达模式识别受体，能有效识别和摄取外源性抗原；②加工抗原能力强；③MHC – Ⅱ类分子、共刺激分子和黏附分子表达水平低，因此提呈抗原和激发免疫应答的能力较弱。

2）迁移期 DC：各组织器官中的未成熟 DC 在接触和摄取抗原或受到炎性刺激后，表达特定趋化因子受体（如 CCR7），在趋化因子作用下发生迁移，由外周组织器官获取抗原信号后，通过输入淋巴管和（或）血液循环进入外周淋巴器官，未成熟 DC 在迁移过程中逐渐成熟。

3）成熟 DC：指迁移到外周免疫器官的 DC。其特点是：表面有许多树突状突起；低表达模式识别受体，识别和摄取外源性抗原的能力弱；加工抗原的能力弱；MHC – Ⅱ类分子和共刺激分子、黏附分子表达水平高，能有效提呈抗原和激活 T 细胞。

（3）DC 的组织分布 ①淋巴样组织中的 DC，主要是并指状 DC（IDC），存在于外周淋巴组织的 T 细胞区，属于成熟 DC，在启动和激发初次免疫应答中起主要作用。②非淋巴样组织中的 DC，主要包括间质 DC 和朗格汉斯细胞（LC），间质 DC 主要是存在于某些非淋巴组织间质的未成熟 DC，而 LC 是位于表皮和黏膜的非成熟 DC，其摄取、加工抗原的能力较强，但一般不能提呈抗原和激发免疫应答。③体液中的 DC 包括存在于淋巴液中隐蔽细胞（veiled cell）和血液 DC。

（4）DC 的功能

1）识别、摄取和加工抗原：参与摄取可溶性抗原；具有强大的液相吞饮功能；可摄取大颗粒或微生物。

2）抗原提呈与免疫激活：这是 DC 最重要的功能。DC 通过将其膜表面丰富的 pMHC – Ⅰ类分子复合物、pMHC – Ⅱ类分子复合物提呈给 CD8$^+$T 细胞和 CD4$^+$T 细胞，可直接激活 T 细胞。成熟 DC 除了为 T 细胞提供 pMHC 分子复合物这一抗原信号（第一信号）外，还高表达 CD80、CD86、CD40 等共刺激分子，为 T 细胞活化提供充足的第二信号。同时，DC 高表达 ICAM – 1 等黏附分子以利于与 T 细胞进一步结合，DC 分泌 IL – 12 等细胞因子有利于诱导初始 T 细胞产生 Th1 型应答。此外，DC 还能通过诱导 Ig 类别的转换和促进 B 细胞增殖与分化。

3）免疫调节：DC 能够分泌多种细胞因子和趋化因子，通过直接或间接作用的方式起免疫调节作用。

4）维持免疫耐受：DC 参与外周免疫耐受的诱导。胸腺 DC 是参与 T 细胞阴性选择的重要细胞，通过删除自身反应性 T 细胞克隆，维持中枢免疫耐受。

2. 单核 – 巨噬细胞

单核细胞（monocyte）来源于骨髓，从血液移行到全身组织器官，成为巨噬细胞（macrophage，Mφ）。单核 – 巨噬细胞可表达补体受体、Fc 受体等多种受体，通过胞饮作用等摄取抗原物质，具有很强的吞噬和清除病原微生物的能力。

（1）Mφ 是机体中分布广泛且功能多样的细胞，不同组织中的 Mφ 名称与形态有所差异。Mφ 在机体防御和免疫应答中发挥着重要作用。

（2）Mφ 不能将抗原信息提呈给初始 T 细胞，只能提呈给活化 T 细胞或效应 T 细胞，其抗原提呈功能明显弱于 DC；同时，活化 T 细胞分泌的 IFN – γ 能够正反馈活化和促进 Mφ 的功能。

（3）Mφ 可活化为 M1 或 M2，分别参与和促进 Th1 和 Th2 型免疫应答。

正常情况下，大多数单核 – 巨噬细胞低水平表达 MHC – Ⅰ、MHC – Ⅱ类分子和共刺激分子，摄取和加工抗原的能力很强，提呈抗原的能力较弱。在 IFN – γ 等作用下，单核 – 巨噬细胞表达的 MHC – Ⅰ、MHC – Ⅱ类分子和共刺激分子水平显著升高，可将 pMHC – Ⅱ类分子复合物提呈给 CD4[+] T 细胞，发挥专职 APC 功能。其结果是 T 细胞产生细胞因子激活单核 – 巨噬细胞，使其发挥更强的清除被吞噬病原体的能力。

3. B 细胞

B 细胞表达丰富的 MHC – Ⅱ类分子，具有加工处理并提呈抗原的能力。作为一类专职性 APC，B 细胞能够通过其膜表面的抗原受体摄取抗原并加工处理成多肽，多肽与 MHC – Ⅱ类分子结合形成复合物表达于 B 细胞表面，有效地提呈给 Th 细胞。一般情况下，B 细胞不表达 B7 等共刺激分子，但在细菌感染等刺激后可以表达。B 细胞无吞噬功能，摄取抗原的主要方式是通过其膜表面受体 BCR 特异性识别和结合抗原。

二、抗原的加工和提呈

抗原加工是 APC 将抗原分子降解并加工成多肽，以 pMHC 分子复合物表达于细胞表面；抗原提呈是将抗原信息传递给 T 细胞识别的过程。T 细胞只能识别 APC 提呈的抗原肽：CD4[+] T 细胞识别 APC 提呈的 pMHC – Ⅱ类分子复合物，CD8[+] T 细胞识别靶细胞提呈的 pMHC – Ⅰ类分子复合物。

（一）APC 提呈抗原的分类

根据来源不同将被提呈的抗原分为两大类。①来自细胞外的抗原如被吞噬的细胞、细菌或蛋白质等称为外源性抗原（exogenous antigen）。②细胞内合成的抗原如病毒感染细胞内合成的病毒蛋白、肿瘤细胞内合成的肿瘤抗原和某些细胞内的自身抗原等称为内源性抗原。

（二）APC 加工和提呈抗原的途径

根据抗原的性质和来源不同，APC 通过四种途径进行抗原的加工和提呈：MHC – Ⅰ类分子途径、MHC – Ⅱ类分子途径、非经典的抗原提呈途径、脂类抗原的 CD1 分子提呈途径。这四条途径各有特点，表 9 – 1 为 MHC – Ⅰ类分子途径和 MHC – Ⅱ类分子途径的差别比较。

表 9 – 1　MHC – Ⅰ类分子抗原提呈途径和 MHC – Ⅱ类分子抗原提呈途径的比较

	MHC – Ⅰ类分子途径	MHC – Ⅱ类分子途径
抗原来源	内源性抗原	外源性抗原
降解抗原的胞内位置	胞质蛋白酶体	内体、溶酶体

	MHC – Ⅰ类分子途径	MHC – Ⅱ类分子途径
抗原与 MHC 结合部位	内质网	MⅡC
提呈抗原肽的 MHC	MHC – Ⅰ类分子	MHC – Ⅱ类分子
伴侣分子和抗原肽转运分子	钙联蛋白、TAP 等	Ii 链、钙联蛋白等
加工和提呈抗原的细胞	所有有核细胞	专职 APC
识别和应答细胞	CTL	Th

1. MHC – Ⅰ类分子抗原提呈途径

内源性抗原主要通过 MHC – Ⅰ类分子途径加工与提呈。由于所有有核细胞均表达 MHC – Ⅰ类分子，均能通过 MHC – Ⅰ类分子途径加工和提呈抗原。

（1）内源性抗原加工与转运　完整的抗原需在胞质中降解成抗原肽，才能进行转运。细胞内蛋白首先与泛素结合，泛素化蛋白呈线性进入胞质内的蛋白酶体而被降解。蛋白酶体主要将胞质蛋白质降解为多肽。降解的抗原肽经内质网（ER）膜上的抗原加工相关转运物（transporter associated with antigen processing, TAP）转移至 ER 腔内与新组装的 MHC – Ⅰ类分子结合。TAP 可选择性地转运适合与 MHC – Ⅰ类分子结合的抗原肽，也能将内质网中多余的抗原肽转运回胞质中。

（2）MHC – Ⅰ类分子的合成与组装　MHC – Ⅰ类分子 α 链和 β_2 微球蛋白（β_2m）在 ER 中合成。α 链合成后立即与伴侣蛋白结合。伴侣蛋白包括钙联蛋白、钙网蛋白和 TAP 相关蛋白，参与 α 链的折叠及 α 链与 β_2m 组装成完整的 MHC – Ⅰ类分子、保护 α 链不被降解。

（3）pMHC – Ⅰ类分子复合物的形成与抗原提呈　在伴侣蛋白的参与下，MHC – Ⅰ类分子组装为二聚体，其 α 链的 α1 和 α2 功能区构成抗原肽结合槽，与适合的抗原肽结合，形成复合物。在此过程中，内质网驻留的氨基肽酶进一步修剪转入的抗原肽和内质网中合成的肽段为 8 ~ 12 个氨基酸的肽段，使更适合与抗原肽结合槽结合；结合抗原肽的 MHC – Ⅰ类分子经高尔基体转运至细胞膜上，提呈给 CD8$^+$T 细胞。

总之，内源性抗原被蛋白酶体降解后，与 TAP 结合并由 TAP 选择性地将 8 ~ 16 个氨基酸的抗原肽转运至 ER 内，与 ER 内组装的 MHC – Ⅰ类分子结合形成 pMHC – Ⅰ类分子复合物，再经高尔基体将此复合物转运至细胞膜上，供 CD8$^+$T 细胞识别，从而完成抗原提呈过程。

2. MHC – Ⅱ类分子抗原提呈途径

外源性抗原主要通过 MHC – Ⅱ类分子途径加工与提呈。

（1）外源性抗原的摄取与加工　外源性抗原被 APC 以胞饮作用、吞噬作用等方式摄入形成内体，内体转运至溶酶体或融合为内体/溶酶体。溶酶体中含有多达四十余种酶，其酸性环境有利于降解抗原，所形成的部分肽段其长度为 13 ~ 18 个氨基酸，适于与 MHC – Ⅱ分子的抗原结合槽结合。外源性抗原在内体和溶酶体中被蛋白酶等降解为短肽。

（2）MHC – Ⅱ类分子的合成与转运　在 ER 中新合成的 MHC – Ⅱ类分子 α 链与 β 链折叠成二聚体，并与 Ia 相关恒定链（Ia – associated invariant chain, Ii）结合形成（αβIi）$_3$ 九聚体由 ER 经高尔基体形成富含 MHC – Ⅱ类分子腔室（MHC class Ⅱ compartment, MⅡC）。在 MⅡC 腔内 Ii 被特定的酶降解，仅留有称为 MHC – Ⅱ类分子相关的恒定链多肽（class Ⅱ – associated invariant chain peptide, CLIP）的小片段在抗原肽结合槽内防止其它肽段与之结合。

（3）MHC – Ⅱ类分子的组装和抗原肽的提呈　MHC – Ⅱ类分子的 α1 与 β1 功能区形成抗原结合槽，两端为开放结构，与之结合的最适抗原肽含 13 ~ 18 个氨基酸。在 MⅡC 中，HLA – DM 分子介导抗原结合槽与 CLIP 解离并结合具有更高亲和力的抗原肽，形成稳定的 pMHC – Ⅱ类分子复合物。然后，复合物被转运至细胞膜表面，供 CD4$^+$T 细胞识别，将外源性抗原肽提呈给 CD4$^+$T 细胞。

总之，外源性抗原被 APC 识别和摄取，在胞内形成内体或吞噬溶酶体，再与 MⅡC 融合，在 MⅡC 中抗原被降解为多肽。在 ER 中合成和组装的九聚体经高尔基体形成 MⅡC。Ii 链在 MⅡC 中被降解而将 CLIP 留于 MIIC Ⅱ类分了的抗原肽结合槽中。在 HLA – DM 的作用下抗原肽结合槽的 CLIP 被抗原肽所置换，形成稳定的 pMHC Ⅱ类分子复合物，然后转运至 APC 膜表面，供 CD4$^+$T 细胞识别，从而完成抗原提呈过程。

3. 非经典的抗原提呈途径（MHC 分子对抗原的交叉提呈）

抗原的交叉提呈（cross – presentation）是指 APC 能将摄取、加工的外源性抗原通过 MHC – Ⅰ类分子途径提呈给 CD8$^+$T 细胞；或将内源性抗原通过 MHC – Ⅱ类分子途径提呈给 CD4$^+$T 细胞。抗原的交叉提呈参与机体对病毒、细菌感染和大多数肿瘤的免疫应答，但并不是抗原提呈的主要方式，也不涉及 MHC 分子的合成。

（1）外源性抗原交叉提呈的机制　①某些外源性抗原从内体或吞噬溶酶体中溢出进入胞质或者直接穿越细胞膜进入胞质。②溶酶体中形成的抗原肽通过胞吐作用被排出细胞外，然后与细胞膜表面的空载 MHC – Ⅰ类分子结合而被提呈。③细胞表面 MHC – Ⅰ类分子被重新内吞进入内体，新合成的 MHC – Ⅰ类分子也可进入内体，在内体中它们直接与外源性抗原肽结合形成复合物而被提呈。有些 DC 亚群有时交叉提呈外源性抗原。

（2）内源性抗原交叉提呈的机制　①含有内源性抗原的细胞或凋亡小体被 APC 摄取，形成内体。②细胞自噬时，自噬体可与 MⅡC 融合。③内源性抗原肽被释放出细胞外，然后与细胞膜表面的空载 MHC – Ⅱ类分子结合为复合物。

4. 脂类抗原的 CD1 分子提呈途径

脂类抗原（例如分枝杆菌胞壁成分）不是多肽，不能结合 MHC 分子，不能被 MHC 限制性 T 细胞识别。脂类抗原可结合 APC 表面的 CD1 分子而被提呈。CD1 有 a ~ e 五个成员，均属 MHC – Ⅰ类样分子，与 β$_2$m 结合成复合物。CD1a ~ c 主要将不同脂类抗原提呈给特定 T 细胞，介导对病原微生物的适应性免疫应答。CD1d 主要将脂类抗原提呈给 NKT 细胞，参与固有免疫应答。

（罗奇志）

第十章　T细胞及其介导的免疫应答

重点	T细胞的分化发育，T细胞表面分子，TCR识别的MHC限制，免疫突触的形成，T细胞活化的双信号，活化T细胞产生的细胞因子，T细胞亚群分类，Th1、Th2、Th17、CTL、CD4$^+$Treg细胞的作用机制，CTL杀伤靶细胞的MHC限制性，T细胞表面分子单抗的临床应用，阻断第二信号的临床应用
难点	TCR多样性，TCR识别抗原和CTL杀伤靶细胞的MHC限制性，Th1、Th2、Th17、CTL细胞的作用机制
考点	T细胞特异性活化、增殖和分化，清除抗原的过程，免疫应答与临床疾病治疗

速览导引图

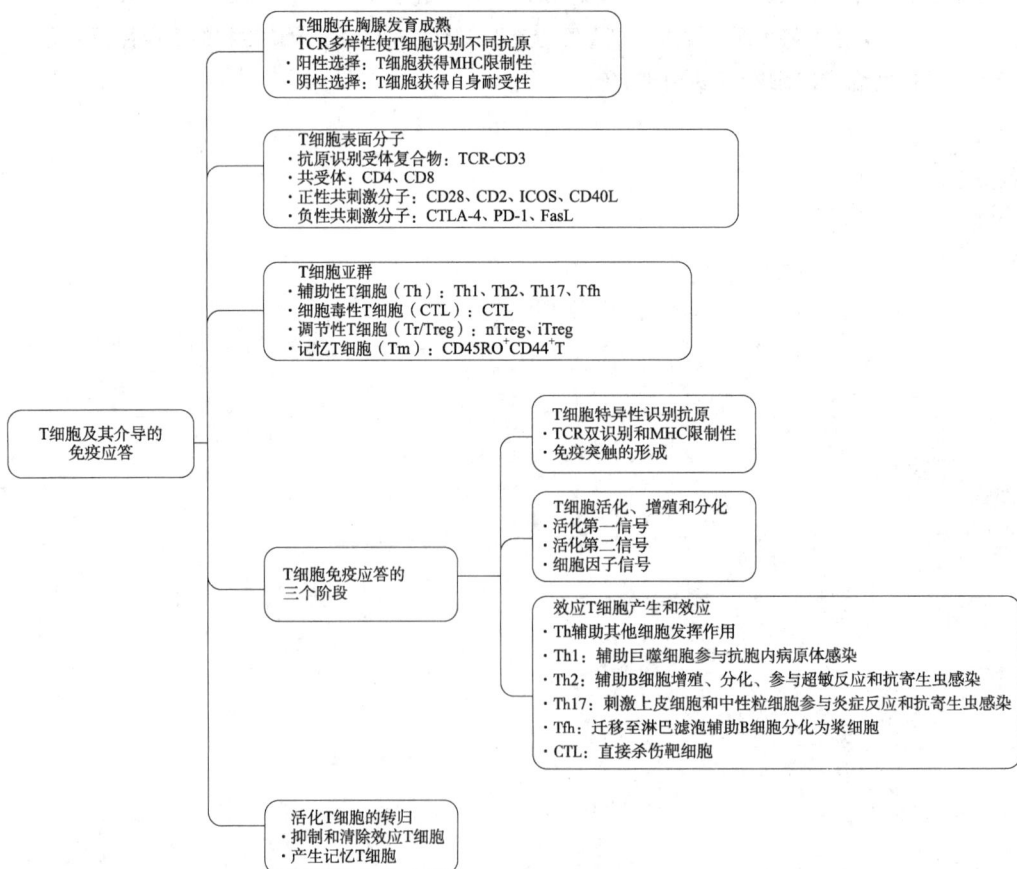

- T细胞在胸腺发育成熟
  TCR多样性使T细胞识别不同抗原
  ·阳性选择：T细胞获得MHC限制性
  ·阴性选择：T细胞获得自身耐受性

- T细胞表面分子
  ·抗原识别受体复合物：TCR-CD3
  ·共受体：CD4、CD8
  ·正性共刺激分子：CD28、CD2、ICOS、CD40L
  ·负性共刺激分子：CTLA-4、PD-1、FasL

- T细胞亚群
  ·辅助性T细胞（Th）：Th1、Th2、Th17、Tfh
  ·细胞毒性T细胞（CTL）：CTL
  ·调节性T细胞（Tr/Treg）：nTreg、iTreg
  ·记忆T细胞（Tm）：CD45RO$^+$CD44$^+$T

T细胞及其介导的免疫应答

T细胞免疫应答的三个阶段
- T细胞特异性识别抗原
  ·TCR双识别和MHC限制性
  ·免疫突触的形成

- T细胞活化、增殖和分化
  ·活化第一信号
  ·活化第二信号
  ·细胞因子信号

- 效应T细胞产生和效应
  ·Th辅助其他细胞发挥作用
  ·Th1：辅助巨噬细胞参与抗胞内病原体感染
  ·Th2：辅助B细胞增殖、分化、参与超敏反应和抗寄生虫感染
  ·Th17：刺激上皮细胞和中性粒细胞参与炎症反应和抗寄生虫感染
  ·Tfh：迁移至淋巴滤泡辅助B细胞分化为浆细胞
  ·CTL：直接杀伤靶细胞

- 活化T细胞的转归
  ·抑制和清除效应T细胞
  ·产生记忆T细胞

分布于血液、外周淋巴器官和组织的成熟 T 淋巴细胞（mature T lymphocyte）是由骨髓来源的未成熟 T 淋巴细胞（immature lymphocyte）进入胸腺后，经过 T 细胞抗原受体（TCR）基因重排、阳性选择和阴性选择后发育分化而来。正常时只有表达 CD4 或 CD8 分子的单阳性 T 细胞才是成熟 T 细胞，才能离开胸腺进入血循环，而发育不完全的 T 淋巴细胞不能离开胸腺进入血流。

机体的免疫应答分为固有免疫应答和适应性免疫应答，而适应性免疫应答又分为适应性体液免疫应答和适应性细胞免疫应答。适应性细胞免疫应答是由 T 淋巴细胞（T lymphocyte）介导，又称为 T 细胞介导的细胞免疫应答，以区别于由固有免疫细胞，如 NK 细胞等介导的细胞免疫应答。

一、T 细胞在胸腺发育成熟

骨髓淋巴样干细胞分化为早期 T 细胞系前体细胞（early T lineage precursor，ETP）后，经血循环从胸腺的皮髓连接处进入胸腺，经历 TCR 基因重排；表达功能性 TCR，经历阳性选择，能够与自身 MHC 分子有一定结合能力的 T 细胞被选择出来继续发育；再经历阴性选择，与自身抗原肽高亲和力结合的 T 细胞被清除，最终迁出胸腺进入外周血循环，随血流进入外周淋巴器官和组织、定居在 T 细胞区。这些未受抗原刺激的 T 细胞，叫初始 T 细胞（naïve T cell）。初始 T 细胞受外来抗原刺激被激活、增殖、分化为效应 T 细胞，产生清除抗原性物质的效应，即免疫应答过程。

（一）T 细胞在胸腺发育成熟

骨髓来源的 T 细胞前体分化为祖 T 细胞（pro - T），进入胸腺后分化为前 T 细胞（pre - T cell），在胸腺不同发育阶段的 T 细胞均称为胸腺细胞（thymocyte）。胸腺细胞的发育必须经历三个重要过程，即 TCR 基因重排，功能性 TCR 的表达；阳性选择，与自身 MHC 结合的 TCR 的 T 细胞被选择出来；阴性选择，与自身抗原肽结合的 TCR 的 T 细胞被清除。发育成熟的 T 细胞离开胸腺之前，具有三个特征，即 TCR 多样性（T 细胞多样性）、具有与自身 MHC 分子结合的能力（MHC 限制性）、对自身抗原肽和自身 MHC 分子不应答（自身耐受性）。

1. TCR 多样性形成和功能性 TCR 的表达

T 细胞有 αβT 和 γδT 细胞 2 类，其表面 TCR 分子分别由 α 和 β 链或 γ 和 δ 链组成。不同的 T 细胞克隆，其表面 TCR 不同，因此 TCR 种类的多少就代表 T 细胞克隆种类有多少。TCR 多样性的产生类似 BCR 多样性形成过程。TCR 多样性形成机制是：TCR 基因重排所造成的组合多样性；TCR 基因片段连接多样性，V（D）J 基因重排可导致大量的多样性连接体；N 序列插入多样性，而且 N 序列插入概率远高于发生在 BCR 中的概率，最终 TCR 多样性高达 10^{16}，远大于 BCR 的 10^{11}。

TCR 基因重排过程指 T 细胞在发育早期存在一定数量被分隔的胚系基因片段，这些基因片段通过各种重排、组合，形成特异性抗原识别受体。完整的 TCRβ 链基因是由 V 基因和 C 基因组成，而 V 基因由 V、D、J 三个基因片段重组而成，V 基因重排后与一个 C 基因片段组合。β 链基因重排顺序为：Dβ - Jβ 两个胚系基因群中随机各一个片段连接后，与 Vβ 基因群中随机各一个片段组合连接，再连接一个 Cβ 基因片段；而 TCRα 链基因重排是 Vα 和 Jα 基因群中随机各一个基因片段组合连接，再连接一个 Cα 基因片段。双阴性（double negative，DN）阶段 β 链基因重排（V - D - J - C），DP 阶段 α 链基因重排（V - J - C），随后大量重组后的 β 链基因与 α 链基因随机重组，形成成千上万不同特异性 TCR 基因，由此产生成千上万表达特异性、功能性不同的 TCRαβ 双阳性（double positive，DP）细胞。

在胸腺 TCRγ 和 δ 链基因重排类似 α 和 β 链，但是完成重排并表达 γ 和 δ 链的胸腺细胞即 γδT 细胞，离开胸腺至胸腺外继续发育，而 αβT 细胞完成 TCR 重排后始终在胸腺发育。因此胸腺中 αβT 细胞占 T 细胞的 95% ~99%，而 γδT 细胞只占 1% ~5%。

由皮髓连接处进入胸腺的 CD3⁻CD4⁻CD8⁻DN 细胞，从深皮质区向浅皮质区迁移，到胸腺被膜区聚集并

大量增殖开始 β 链基因重排。此时，只有表达 β 链基因、产生 β 链蛋白至细胞表面的胸腺细胞才能存活，而大约95%不能产生 β 链蛋白的胸腺细胞凋亡，此过程被称为 β - 选择（β - selection）。经过 β - 选择的胸腺细胞停止增殖，再次进入浅皮质区，并到达深皮质区开始 α 链基因重排和表达，随后 α 链与 β 链组装成具有功能性的 αβTCR，同时胸腺细胞表达 CD3、CD4、CD8 分子成为 CD3$^+$CD4$^+$CD8$^+$ DP 细胞，进入阳性选择过程。

2. 阳性选择

一旦形成能特异性识别不同抗原的功能性 TCR 分子，CD3$^+$CD4$^+$CD8$^+$ DP 细胞开始在皮质中接受皮质胸腺上皮细胞和 DC 细胞提呈的各种自身抗原刺激，发生阳性选择。阳性选择（positive selection）指 T 细胞的功能性 TCR 受体分子如果能与胸腺基质细胞的 MHC - I 类分子结合，T 细胞的 CD8 分子可以发挥稳定 TCR - MHC I 的作用，CD8 分子保留下来，而 CD4 分子被废弃转为阴性（CD3$^+$CD4$^-$CD8$^+$），如果 T 细胞的 TCR 与胸腺基质细胞的 MHC - II 类分子结合，T 细胞的 CD 分子可以发挥稳定该 T 细胞 TCR - MHC II 的作用，CD4 分子保留下来，而 CD8 分子不与 MHC - II 类分子有结合而被废弃转为阴性（CD3$^+$CD4$^+$CD8$^-$）；如果 T 细胞功能性 TCR 既不与 MHC - I 结合，也不与 MHC - II 结合，此类 T 细胞则不再进行发育而凋亡。此凋亡细胞占 DP 细胞95%以上。因此阳性选择赋予了 T 细胞 TCR 的自身 MHC 限制性和表达 CD4$^+$或 CD8$^+$单阳性（single positive, SP）状态。

3. 阴性选择

阴性选择（negative selection）是指进入皮髓连接处和髓质区的 T 细胞，如果其 TCR 与髓质胸腺上皮细胞、树突状细胞或巨噬细胞提呈的自身抗原肽 - MHC I 类分子复合物或自身抗原肽 - MHC II 类分子复合物发生结合和相互作用，即诱导 T 细胞活化而发生凋亡，此类 T 细胞被清除，理论上仅有那些 TCR 不与自身 MHC 抗原结合槽中的自身抗原结合的 T 细胞才能发育成熟。因此阴性选择删除了自身反应性 T 细胞（self - reactive T cells），使得成熟 T 细胞不与自身组织细胞和分子反应，即自身耐受性。此外，T 细胞在胸腺发育中有一小部分发育成为调节性 T 细胞（regulatory T cell, Treg）。Treg 在外周能抑制自身反应性 T 细胞，维持机体的免疫耐受状态。

研究发现经过阳性选择后的单阳性细胞如果能表达趋化因子受体 CCR7，对其能进入皮髓连接处和髓质区继续发育非常重要。那些不表达 CCR7 的单阳性细胞将从皮髓连接处穿出直接进入外周，即为没有经过阴性选择的未成熟 T 细胞，这群未成熟 T 细胞与今后自身免疫性疾病发生有关。

（二）成熟 T 细胞在外周淋巴器官和组织发生适应性免疫应答

离开胸腺随血流进入外周免疫器官和组织的成熟 T 细胞（初始 T 细胞），超过半数的初始 T 细胞将定居在外周淋巴器官和组织的胸腺依赖区，叫做淋巴细胞归巢，部分 T 细胞将进行淋巴细胞再循环。T 细胞归巢主要依赖于表达在 T 细胞表面的归巢受体（如 L - 选择素、CCR7 等）与血管内皮细胞上地址素（addressin）的结合。成熟 T 细胞在外周免疫器官和组织，接受来于 APC（如树突状细胞、巨噬细胞或病毒感染的细胞等）提呈的抗原刺激后，进一步激活、增殖、分化为效应 T 细胞，最终清除外来抗原，即适应性 T 细胞免疫应答，也称为 T 细胞介导的细胞免疫应答。

二、成熟 T 淋巴细胞的表面分子

成熟 T 细胞表面分子众多，是 T 细胞的表面标志和亚群分类的依据，参与 T 细胞对抗原的识别、T 细胞活化、增殖、分化的信号传递，以及 T 细胞效应功能的发挥。

（一）T 细胞的标志分子 TCR - CD3 复合物

1. T 细胞表面的抗原识别受体 TCR（T cell receptor）

由 2 条不同肽链组成，形成 α 和 β 或 γ 和 δ 链异二聚体，由此将 T 细胞分为 αβ T 和 γδ T 细胞两类。不同的 T 细胞克隆，其 TCR 分子不同，因此 TCR 是鉴别成千上万不同 T 细胞克隆的标志分子。TCR 能够特异性识别结合在 MHC 抗原结合槽内的抗原肽，对不同病原体的入侵产生特异性的细胞免疫应答，并能形成免疫记忆。TCR 的跨膜区有带正电荷的氨基酸，能与 CD3 分子的跨膜区带负电荷的氨基酸形成离子键，形成 TCR – CD3 抗原识别受体复合物。

2. CD3 分子

由五种肽链（即 γ、δ、ε、ζ、η）组成三个二聚体，即 6 条肽链组成。CD3 分子有 2 种组成形式，即 γε、δε、ζζ 和 γε、δε、ζη。跨膜蛋白 γ、δ、ε、ζ、η 胞浆区均带有免疫受体酪氨酸激活基序（immunoreceptor tyrosine – based activation motif，ITAM）。ITAM 由 18 个氨基酸残基组成，包含 2 个 YxxL/V（即 1 个酪氨酸 – 2 个任意氨基酸 – 亮氨酸或缬氨酸）保守序列，其中的酪氨酸残基（Y）能被酪氨酸蛋白激酶（tyrosine protein kinase，TPK）磷酸化而活化，募集下游分子，传递 T 细胞识别抗原刺激信号。TCR – CD3 抗原识别受体复合物存在于所有成熟 T 细胞表面，是 T 细胞特征性表面标志，能特异性识别抗原提呈细胞表面 pMHC 复合物，并产生 T 细胞活化的第一信号。由于 TCR 胞浆区很短，不能转导信号，第一信号必须借助 CD3 分子胞浆区的 ITAM 进行信号转导，因此 CD3 分子被称为信号转导分子。CD3 分子的功能包括稳定 TCR 的结构，传递 T 细胞活化的第一信号。用抗 CD3 的单克隆抗体与 CD3 分子结合，能激活 T 细胞，为非特异性的激活，而特异性抗原经 TCR 识别而激活 T 细胞为特异性的激活。

（二）共受体 CD4 分子和 CD8 分子

1. CD4

CD4 分子是 Ig 超家族成员，为单肽链跨膜糖蛋白分子，其胞外区与 MHC – Ⅱ类分子 β2 结构域结合，从而稳定 Th 细胞表面 TCR 与 APC 提呈的抗原肽 – MHC Ⅱ复合物的结合，辅助 TCR 识别和结合抗原，是 TCR 的共受体（co – receptor）。另外，CD4 分子胞内区结合有酪氨酸蛋白激酶（p56^{lck}），参与 Th 细胞活化的第一信号的转导。因此 CD4 分子增强 Th 细胞与 APC 的相互作用，并参与 TCR 识别外源性抗原的信号转导。

2. CD8

CD8 分子也是 Ig 超家族成员，由 α 和 β 肽链构成的异二聚体跨膜糖蛋白分子，其链胞外区能与 MHC – Ⅰ类分子 α3 结构域结合，从而稳定细胞毒性 T 细胞的 TCR 与靶细胞（即病毒感染细胞或肿瘤细胞）提呈的抗原肽 – MHC Ⅰ复合物的结合，辅助 TCR 识别和结合抗原，也是 TCR 的共受体（co – receptor）。另外，CD8 分子胞内区也结合有酪氨酸蛋白激酶（p56^{lck}），参与 CTL 细胞活化第一信号的转导。因此 CD8 分子增强 CTL 细胞与靶细胞的相互作用，并参与 TCR 识别内源性抗原的信号转导。

CD4 和 CD8 分子分别表达于 Th 细胞和 CTL 细胞，分别是 Th 和 CTL 活化的辅助受体。其中 CD4 还是 HIV 病毒入侵人类 T 细胞的特异性受体，HIV 包膜蛋白 gp120 结合 CD4 分子，并在 T 细胞表面 CCR5 或 CXCR4 分子的辅助下进入 T 细胞。另外，某些 CD8 分子由 2 条 α 链组成，即 CD8αα，主要表达在固有免疫细胞 γδ T 细胞表面，该类细胞为重要的黏膜免疫细胞。

（三）共刺激分子及其配体

共刺激分子（co – stimulatory molecules）主要存在于 T、B、APC、靶细胞表面，与其对应的配体结合，能为 T 或 B 细胞的活化提供第二信号。T 细胞表面的共刺激分子可以分为 2 类，一类为正性共刺激分子（positive co – activating molecules），如 CD28、CD2、ICOS、CD40L、ICAM、LFA – 1 分子等，促进 T 细胞活化；另一类为负性共刺激分子（negative co – inhibitory molecules），如 CTLA – 4、PD – 1、FasL 等，调节和抑制 T 细胞活化，见表 10 – 1。

表 10 – 1　参与、调节 T 细胞活化的共刺激分子对

T 细胞	APC/B/靶细胞	作用
CD28	B7 – 1/2（CD80/86）	正性调节

T 细胞	APC/B/靶细胞	作用
ICOS	ICOSL	正性调节
CD40L	CD40	正性调节
CTLA – 4	B7 – 1/2（CD80/86）	负性调节
PD – 1	PD – L1/L2	负性调节
LFA – 2（CD2）	LFA – 3	正性调节
ICAM – 1	LFA – 1	正性调节

1. CD28

组成性表达在静息 T 细胞，其配体为 B7 – 1（CD80）和 B7 – 2（CD86）分子。T 细胞表面的 CD28 与 APC 表面的 B7 – 1/B7 – 2（CD80/CD86）结合是 T 细胞活化的第二信号中最重要的一对分子。

2. ICOS

即可诱导性共刺激分子（inducible co – stimulator），表达在活化后的 T 细胞表面，其配体为 ICOSL。初始 T 细胞在第一信号和 CD28 的共刺激信号作用下活化。随后 ICOS 表达，并与 APC 表面的 ICOSL（即 B7 – H2）结合继续对 T 细胞提供正性共刺激信号。

3. CD40L

主要表达在活化的 CD4 $^+$Th 细胞，与 B 细胞表面 CD40 结合提供 B 细胞活化的第二信号，也是诱导 B 细胞应答的 Ig 类别转换的重要分子。CD40L 基因缺陷病患者会出现高 IgM 血症，正是因为 B 细胞应答不能发生 Ig 类别转换所致。

4. CD2

即 LFA – 2（lymphocyte function associated antigen – 2），与其配体 CD58（即 LFA – 3）结合，加强 T 细胞与 APC 之间的黏附，组成细胞间相互作用时免疫突触的一部分。CD2 能介导 T 细胞的旁路活化途径，在没有 TCR – CD3 信号时，抗 CD2 抗体能直接活化 T 细胞。

5. LFA – 1 和 ICAM – 1

均属黏附分子，表达于静息 T 细胞。在 T 细胞活化后表达有所增加，分别与 APC 表面的 ICAM – 1 和 LFA – 1 结合，参与形成 T 细胞与 APC 或与靶细胞相互作用时免疫突触，促进 T 细胞对抗原肽的识别，或者效应 T 细胞对靶细胞的杀伤作用。

6. CTLA – 4

即细胞毒淋巴细胞抗原 – 4（cytolytic T – lymphocyte antigen – 4），其胞浆区带有免疫受体酪氨酸抑制基序（immunoreceptor tyrosine – based inhibition motif, ITIM），是重要的负调控分子，表达于活化的 CD4 $^+$T 和 CD8 $^+$T 细胞。CTLA – 4 与 CD28 高度同源，其配体也是 B7 – 1 或 B7 – 2，但与 B7 – 1/2 的亲和力高于 CD28，因此 CT-LA – 4 能与 CD28 竞争性结合 B7。人为阻断 CD28 与 B7 结合，阻断 T 细胞活化的第二信号的产生，能够使 T 细胞失能。临床上，用 CTLA – 4 融合蛋白治疗自身免疫性疾病，以及用 CTLA – 4 单克隆抗体治疗肿瘤患者。新近发现 CTLA – 4 分子持续高表达于 Treg 表面，是介导 Treg 发挥免疫抑制性作用的机制之一。

7. PD – 1

即程序死亡分子 – 1（programmed death – 1），表达于活化 T 细胞，是重要的负调控分子。PD – 1 与配体 PD – L1 或 PD – L2 结合可抑制活化 T 细胞增殖和分泌 IL – 2、IFN – γ 等细胞因子，也可以抑制 B 细胞的抗体产生。临床上用最新抗 PD – 1 和 PD – L1 的单克隆抗体进行肿瘤靶向治疗，已获得了较好的治疗效果。

（四）Fas 和 FasL

Fas 即死亡受体（death receptor）或 CD95，FasL 即死亡受体配体（death receptor ligand）或 CD95L。T 细

胞在抗原刺激活化后，开始表达 FasL，而免疫应答后期抗原逐渐被清除，此时效应 T 细胞（Teff）的 Fas 表达增加，并结合自身或其他细胞表达的 FasL，诱导自身或其它效应细胞凋亡，被称为活化诱导的细胞死亡（activation induced cell death，AICD），是重要的免疫细胞负反馈调节机制之一。

（五）丝裂原受体

T 细胞表面带有植物血凝素（PHA）、刀豆蛋白（ConA）和美洲商陆（PWN）丝裂原的受体，因此丝裂原能刺激多种带不同 TCR 的 T 细胞克隆活化，属于非特异多克隆激活剂，常被用于非特异激活 T 细胞的实验中。

三、T 细胞亚群的特性及功能

根据 T 细胞表型、分泌的细胞因子以及不同的作用方式，可对其进行分类。

（一）根据 TCR 不同分类

1. αβT 细胞

主要分布在外周血和外周淋巴器官，占外周血和外周器官 T 细胞的 95% 以上，为 CD4$^+$ 或 CD8$^+$ 单阳性成熟 T 细胞，识别抗原具有特异性和 MHC 限制性。通常所说的 T 细胞就是指 αβT 细胞，参与适应性细胞免疫应答。

2. γδT 细胞

主要分布在皮肤和黏膜上皮，只占外周血 T 细胞的 5% 不到，大多数为 CD4$^-$ CD8$^-$ γδT 细胞，少数是 CD8$^+$ γδT 细胞。γδT 细胞的抗原识别受体缺乏多样性，不识别 MHC 分子提呈的抗原肽，故无 MHC 限制性。其识别的抗原可以是多肽，也可以是由 CD1 分子提呈的糖脂、某些病毒的糖、热休克蛋白等。γδ T 细胞是机体第一道防线的成分，参与固有免疫，可杀伤肿瘤细胞和病毒感染的靶细胞，分泌多种细胞因子，具有抗感染和抗肿瘤作用。

（二）根据 T 细胞表面是否表达 CD4 或 CD8 分子分类

1. CD4$^+$T 细胞

CD4 分子高表达于 T 细胞、NKT 细胞，另外巨噬细胞和 DC 细胞有较低水平的表达，HIV 病毒可借此分子侵入以上细胞。CD4$^+$ T 细胞识别由 APC 处理的、结合于 MHC－Ⅱ类分子抗原结合槽的抗原肽，受 MHC－Ⅱ类分子的限制。CD4$^+$ 初始 T 细胞经抗原刺激活化后可以分化为 CD4$^+$ Th，少数细胞分化为 CD4$^+$ Treg 或 CD4$^+$ CTL。

2. CD8$^+$ T 细胞

CD8 分子主要表达于 CD8$^+$ CTL，也表达于 CD8$^+$ γδ T 细胞和少量 CD8$^+$ Treg 细胞。CD8$^+$ CTL 主要由肿瘤细胞和病毒感染细胞提呈的、结合在 MHC－Ⅰ类抗原结合槽的抗原肽活化，随后发挥细胞毒作用，即特异性杀伤这些靶细胞。CD8$^+$ CTL 也能被 DC 细胞交叉提呈的肿瘤和病毒抗原肽激活，是机体抗肿瘤和抗病毒感染的主要免疫细胞。

（三）根据 T 细胞活化状态、表面分子和功能分类

1. 初始 T 细胞

离开胸腺、未接受抗原刺激的成熟 T 细胞，即初始 T 细胞（naïve T cell）。其标志分子是 CD45RA 和高水平 L－选择素（CD62L）。初始 T 细胞离开胸腺进入血循环，经黏附分子的作用归巢到外周免疫器官的 T 细胞区。

2. 效应 T 细胞

初始 T 细胞活化接受特异性抗原的刺激后，该特异性 T 细胞克隆即被抗原选择出来大量增殖分化，其数量大量增加，成为清除抗原的效应 T 细胞（effector T cell，Teff）。主要的效应 T 细胞有 CD4$^+$Th、CD8$^+$CTL 和

CD4$^+$Treg。

（四）根据 T 细胞参与免疫应答的类型和作用分类

1. 辅助性 T 细胞（Th）

辅助性 Th 均为 CD4$^+$T 细胞，在不同抗原刺激和不同细胞因子作用下，可分化为 Th1、Th2、Th17、Tfh、Th22、Th9、Th3、Treg 等。重要的是这些 Th 亚群活化后都分泌大量细胞因子，作用于其他不同细胞，因此免疫效应也都不相同。

（1）Th1　通常胞内菌（如结核杆菌、布氏杆菌、李斯特菌等）感染机体时，初始 T 细胞分化为 Th1，并分泌 IL-2、IFN-γ、TNF-α、TNF-β、GM-CSF 等细胞因子，通过激活巨噬细胞来清除病原体。但是 Th1 细胞的抗感染免疫常常伴有组织损伤，即类似Ⅳ型超敏反应的损伤机制。

（2）Th2　通常胞外菌（如大多数 G$^+$ 和 G$^-$ 细菌）感染机体时，初始 T 细胞分化为 Th2，分泌 IL-4、IL-5、IL-6、IL-10、IL-13 等细胞因子，这些细胞因子促进 B 细胞活化、分化和产生特异性抗体。而在寄生虫感机体时，Th2 产生 IL-4 和 IL-5 有利于 IgE 类抗体的产生，以及嗜酸性粒细胞的活化，两者都具有杀伤寄生虫的作用。另外，Th2 也与过敏性支气管哮喘发病有关。

（3）Th17　是新近确定的一类 Th 细胞，分泌 IL-17、IL-21、IL-22 等细胞因子，加强炎症反应以及抗胞外菌和真菌感染，参与机体的固有免疫。目前还发现 Th17 细胞与多种自身免疫病的发生相关。

（4）Tfh　滤泡辅助性 T 细胞（follicular T helper）存在于外周淋巴器官和淋巴组织的生发中心（滤泡）而得名，分泌 IL-21，表达 CD40L 与 B 细胞的 CD40 结合，辅助 B 细胞在生发中心滤泡存活、增殖和分化成浆细胞产生抗体。

2. 细胞毒性 T 细胞（CTL）

细胞毒性 T 细胞（cytotoxic T cell，CTL/Tc）多为 CD8$^+$ CTL，是抗肿瘤和病毒感染的主要效应细胞。CD4$^+$Th 细胞主要通过分泌细胞因子产生生物学效应，而 CTL 通过直接杀伤靶细胞，这种杀伤特点是特异性的，区别于 NK 细胞的非特异性杀伤。从肿瘤组织周围分离获得的 CTL 为肿瘤浸润淋巴细胞（tumor infiltrating lymphocyte，TIL），可用于体外制备具有特异性杀伤肿瘤细胞的 CTL。例如，从黑色素瘤患者分离获得的 TIL 其表面带有能特异识别黑色素瘤抗原的 TCR，具有特异识别和杀伤黑色素瘤细胞的作用，在体外经大量 IL-2 刺激培养后，再大量回输至患者体内，用于治疗黑色素瘤。

3. 调节性 T 细胞（Tr/Treg）

调节性 T 细胞（regulatory T cell，Tr/Treg）主要指一类具有抑制效应 T 细胞活化和功能的 CD4$^+$T 细胞，也有少量 CD8$^+$Treg，其正常生理功能为维持机体自身免疫耐受和防止自身免疫性疾病的发生。Treg 通常为 CD4$^+$CD25$^+$Foxp3$^+$T 细胞，其中 CD25 分子是 IL-2 受体 α 链，Foxp3 为转录因子，该转录因子的表达对 Treg 的发育和发挥抑制性功能均至关重要。Foxp3 基因突变的个体，将导致 CD4$^+$CD25$^+$Foxp3$^+$ Treg 细胞减少或缺失，临床上出现 X 连锁多内分泌腺病、肠病、免疫失调综合征。其是一种非常严重的自身免疫性疾病。

目前将 Treg 分为 2 类。一类来源于胸腺的 CD4$^+$T 细胞，称自然调节性 T 细胞（naturally occurring Treg，nTreg）；另一类是在外周由成熟 CD4$^+$T 细胞经诱导和分化所形成，称诱导性调节性 T 细胞（induced Treg，iTreg），包括 2 个亚群，即 CD4$^+$CD25$^-$ Tr1 和 CD4$^+$CD25$^+$ Th3。前者主要分泌 IL-10，后者主要分泌 TGF-β，参与肠道黏膜免疫与口服耐受的形成。

Treg 免疫抑制作用的发挥依赖于与被抑制细胞的直接接触，然后通过分泌抑制性细胞因子 TGF-β、IL-10 和 IL-35，或者通过 Treg 表面分子（如 CTLA-4、CD25 等）介导抑制作用。近年来发现 Treg 与自身免疫性疾病、肿瘤、感染性疾病，以及器官移植排斥的发生和发展相关。例如系统性红斑狼疮患者，CD4$^+$CD25$^+$ Foxp3$^+$Treg 数量显著减少，而给患者输入一定数量 Treg 后，病情会明显好转。

4. 记忆 T 细胞

记忆 T 细胞（memory T cell，Tm）是由效应 T 细胞分化产生，或者由初始 T 细胞接受抗原刺激后直接分化产生，存活时间长，数年或数十年，介导再次免疫应答。T 细胞介导的细胞免疫应答产物除 Teff 外，还有记忆细胞，是机体细胞免疫记忆的基础。当机体再次接触相同抗原时，记忆细胞能够快速活化、增殖分化，成为效应 T 细胞。相比初次应答，再次免疫应答具有潜伏期短、效应细胞多、免疫作用强的特点。Tm 表达 CD45RO 和 CD44，参与淋巴细胞再循环，可通过自发增殖维持其数量。计划免疫接种能够预防传染性疾病，就是基于疫苗刺激正常机体的免疫应答产生了 Tm 和 Bm，从而预防病原体的再次感染。

四、T 细胞介导的免疫应答

外周淋巴器官（如脾脏、淋巴结）是初始 T 细胞定居和发生免疫应答的场所。因此，T 细胞介导的细胞免疫应答（T cell – mediated immune response）是一个涉及多种免疫细胞和细胞表面分子相互作用，细胞活化信号转导和靶基因转录表达，效应细胞发挥作用，以及免疫调控的复杂过程。T 细胞介导的免疫应答分为三个阶段，即 T 细胞特异性识别抗原阶段，T 细胞活化、增殖和分化阶段，以及效应 T 细胞产生和效应阶段。

（一）T 细胞特异性识别抗原

1. TCR 双识别和 MHC 限制性

初始 T 细胞遇到 APC，其表面 TCR 与 APC 提呈的 pMHC 特异性结合，此时 TCR 识别抗原肽的同时还要识别复合物中自身 MHC 分子，即双识别，也称 MHC 限制性。限制性决定了自身 T 细胞只能识别自身 MHC 分子提呈的抗原肽，而不能识别由其他个体的 MHC 分子提呈的抗原肽，原因是自身 T 细胞在胸腺成熟过程经阳性选择获得了识别自身 MHC 分子的能力。CD4 分子作为 TCR 共受体能与 MHC Ⅱ 分子结合，而 CD8 分子能与 MHC Ⅰ 分子结合，因此 CD4$^+$Th 细胞与提呈 pMHC Ⅱ 复合物的 APC 相互作用被激活，而 CD8$^+$CTL 细胞与提呈 pMHC Ⅰ 复合物的靶细胞相互作用被激活，杀伤靶细胞。初次免疫应答，初始 T 细胞只能识别由 DC 提呈的抗原，而再次免疫应答，记忆 T 细胞可识别由任何 APC 提呈的抗原。

2. 免疫突触的形成

T 细胞与 APC 细胞相互作用，需要 TCR 与 pMHC 特异性结合，以及 T 细胞表面的共刺激分子和黏附分子分别与其在 APC 表面的对应分子结合。由于 TCR 结合 pMHC 复合物的亲和力比抗体结合抗原的亲和力低很多，而 T 细胞识别抗原活化的过程需持续 2 小时左右，所以其他共刺激分子和黏附分子的结合也非常重要。此时 T 细胞与 APC 的接触面形成一个特殊结构，称为免疫突触（immunological synapse），类似神经突触的结构而得名。

免疫突触的形成是一个主动过程，多个均匀分布于 T 细胞表面的 TCR 和 APC 的 pMHC 向免疫突触的中央聚集，而表达于 T 细胞表面的共刺激分子和黏附分子如 CD4 或 CD8、CD28、LFA – 1、ICAM – 1 等与表达于 APC 表面的对应的 MHC – Ⅱ或 MHC – Ⅰ分子、B7、ICAM、LFA – 1 等向免疫突触的外周移动并结合。免疫突触以 TCR – MHC – 抗原肽三元结构为中心，外周环以多对共刺激分子和黏附分了，构成一个相对密闭结构，大大提高了位于免疫突触中央的 TCR 密度和抗原浓度，提高 TCR 识别 pMHC 的效率，有利于 T 细胞活化的第一信号的产生。

（二）T 细胞活化

机体带有识别某一抗原的特异性 TCR 细胞克隆，只有在遇到抗原后才被激活，并大量扩增，产生大量的效应细胞，以便清除抗原。T 细胞完全活化需要第一信号、第二信号，以及细胞因子的作用，其中第一信号来源于抗原的刺激，第二信号来源于共刺激分子对的相互作用，这便是双信号学说（two – signal hypothesis）。

第一信号（the first signal）指抗原经 APC 处理提呈 pMHC，经 TCR 双识别所产生的 T 细胞活化信号，该信号由 CD3 转导进入 T 细胞内。第一信号产生的启动是在免疫突触形成后，CD3 和辅助受体 CD4 或 CD8 的胞浆区尾部聚集，导致与胞浆尾部相连的酪氨酸蛋白激酶 p56^{lck} 和 p59^{fyn} 被激活，随后 CD3 分子 6 条肽链的多个 ITAM 中的酪氨酸残基被相继磷酸化而活化，至此 T 细胞被初步活化，但是 T 细胞要完全活化还需第二信号和多种细胞因子的刺激。

第二信号（the second signal）也叫共刺激信号（co-stimulatory signal），来源于 T 细胞表面的共刺激分子与 APC 表面对应分子的相互作用。T 细胞在 APC 协助下获得第一信号的同时，APC 也会上调表面共刺激分子，如 APC 上调原本低表达或不表达的 B7 分子，这对第二信号的产生非常重要。

在免疫应答初期和中期，T 细胞与 APC 表面的共刺激分子对（如 CD28 与 B7、ICOS 与 ICOSL、CD40L 与 CD40）结合，其中 CD28-B7 的结合是最重要的第二信号，主要使 T 细胞产生 IL-2。但在免疫应答后期，抗原被清除，T 细胞没有抗原继续刺激，此时 T 细胞和 APC 表达的负性共刺激分子对（如 CTLA-4 与 -B7、PD-1 与 PD-L1/PD-L2）结合，启动抑制信号，有效调节免疫应答，避免机体受到自身活化 T 细胞的攻击。CTLA-4 与 CD28 高度同源，但结合 B7 的亲和力比 CD28 高很多，一旦表达于活化 T 细胞，就能竞争性地结合 B7 启动抑制信号。

T 细胞活化需要双信号，如果只有第一信号刺激，缺乏第二信号的刺激，T 细胞不仅不能活化，还将导致 T 细胞失能（anergy）。临床上，用抗 B7 或抗 CD28 单抗阻断第二信号，达到治疗自身免疫性疾病或降低移植后器官排斥反应；用抗 CTLA-4 单克隆抗体阻断 CTLA-4 与 B7 的结合，或用抗 PD-1 或抗 PD-L1 单克隆抗体阻断 PD-1 与 PD-L1 结合，用于肿瘤患者的治疗。

（三）T 细胞活化的信号转导

TCR 结合 pMHC 并向中央聚集，触发 CD3 分子的 6 条肽链 ITAM 磷酸化，募集游离 TPK 酶（ZAP-70），激活 2 条信号转导途径，如 Ras-MAP 激酶途径和磷酯酶 C-γ 途径。Ras-MAP 激酶途径是通过激活丝裂原活化蛋白激酶（mitogen-activated protein kinase，MAPK）活化 c-fos 和 c-jun 组成转录因子 AP-1。另一条磷酯酶 C-γ（phospholipase C-γ，PLC-γ）途径是指活化的 ZAP-70 募集 PLC-γ，裂解细胞膜上的磷酯酰肌醇二磷酸（PIP2）产生三磷酸肌醇（IP3）和甘油二酯（DAG），两者分别活化转录因子 NFAT 和 NF-κB。转录因子 AP-1、NFAT 和 NF-κB 结合至多种靶基因（如 IL-2 基因等）的调控区，这些靶基因都是与 T 细胞的活化、增殖和分化有关的基因。临床上用于器官移植的免疫抑制剂 FK-506 就是阻断 PLC-γ 途径中钙调磷酸酶的活化，使 NFAT 不能转入核内，阻止了 IL-2 等基因的转录。

（四）T 细胞的增殖和分化

T 细胞活化后还需多种物质刺激才能增殖和分化，尤其是细胞因子的刺激，如 IL-1、IL-2、IL-4、IL-6、IL-10、IL-12、IL-15 等。活化的 T 细胞如果没有细胞因子的刺激将会凋亡，不同的 T 细胞亚群所需的细胞因子不同，其中 IL-2 被称为 T 细胞生长因子，IL-2 和 IL-2R 相互作用是 T 细胞开始增殖的最重要因素。IL-2 受体由 α、β、γ 链组成，静止 T 细胞只表达 β 和 γ 链组成低亲和力 IL-2R（βγ），T 细胞活化后开始分泌 IL-2，并高表达 IL-2Rα 链（即 CD25），与 β 和 γ 链组成高亲和力 IL-2R（αβγ）。IL-2 通过自分泌和旁分泌方式，选择性地结合高亲和力 IL-2R，也即活化 T 细胞表面的 IL-2R，这样保证了受抗原刺激活化的 T 细胞进一步活化、增殖和分化。因此分泌大量 IL-2 和表达 IL-2Rα 链（即 CD25）是 T 细胞活化的重要标志。

1. CD4$^+$ T 细胞的分化

初始 T 细胞（Th0）受不同抗原和细胞因子作用，分化为不同亚群，从而决定不同的免疫应答类型。如在胞内菌感染时，受 IL-12 和 IFN-γ 等作用，Th0 向 Th1 分化，Th1 产生大量 IL-2、IFN-γ、TNF-α 等细胞因子，主要活化巨噬细胞介导 Th1 型细胞免疫。在胞外菌和寄生虫感染时，受 IL-4 等作用，Th0 向 Th2 分化，Th2 产生大量 IL-4、IL-5、IL-6、IL-10、IL-13 等细胞因子，主要辅助 B 细胞介导的体液免疫。在真菌感染时，受 TNF-β（小鼠）、IL-1β（人）和 IL-6 作用，Th0 向 Th17 分化，Th17 分泌 IL-17，主要参与固有免疫的炎症反应。在 IL-21 和 IL-6 作用下，Th0 分化为 Tfh 迁移至淋巴滤泡，Tfh 产生 IL-21，辅助 B 细胞在生发中心的发育。在 TGF-β 和 IL-2 作用下，Th0 还可以分化为具有抑制性的 Treg，Treg 能够抑制 Teff 的活化和功能。另外，某些 Th0 受抗原刺激后分化为特异性 Tm，成为再次免疫应答的主要细胞。

2. CD8⁺ T 细胞的分化

在肿瘤和病毒感染，机体初此免疫应答时，CD8⁺ T 细胞分化为效应 CD8⁺ CTL 需要专职提呈细胞 DC 和 CD4⁺ Th1 细胞辅助。DC 摄取肿瘤或病毒抗原、加工提呈 pMHC-I 和 pMHC-II，通过双信号分别刺激 CD8⁺ T 细胞和 CD4⁺ Th1 细胞活化，并在活化 CD4⁺ Th1 分泌的 IL-2 等作用下，CD8⁺ T 细胞才能充分活化和分化为效应 CTL。针对已经活化的 CD8⁺ CTL 和记忆 CD8⁺ CTL 细胞，无需 CD4⁺ Th1 辅助，能直接被肿瘤和病毒感染的靶细胞活化，并杀伤肿瘤细胞和病毒感染的靶细胞。

（五）活化 T 细胞的效应

目前越来越多 T 细胞亚群被发现，其介导和参与不同的免疫应答类型，如常见的亚群有 Th1 介导巨噬细胞参与的炎症性细胞免疫，Th2 辅助 B 细胞介导的体液免疫，Th17 参与固有免疫，以及 CTL 参与特异性抗肿瘤和抗病毒免疫。Tfh 辅助 B 细胞在滤泡的发育和体液免疫，Th22 参与皮肤免疫和皮肤性疾病有关，Th9 与支气管哮喘的发生以及组织重塑有关。另外，Th3、Treg、Tr1 是具有免疫抑制性的 T 细胞亚群，参与抑制性调节，维持机体的免疫耐受状态，防止机体自身免疫性疾病的发生。由此可见 T 细胞介导的免疫涉及机体所有的免疫应答类型，是机体免疫的核心细胞群。

1. 辅助 T 细胞（Th）辅助其它细胞发挥作用

（1）Th1 细胞　在胞内细菌，如结核杆菌、麻风杆菌感染时，固有免疫的 DC 细胞产生大量 IL-12，诱导 Th0 向 Th1 分化。活化 Th1 细胞本身无杀伤效应，但通过分泌多种细胞因子促进其他细胞的活化，特别是巨噬细胞，清除病原体。Th1 分泌 IFN-γ 直接活化巨噬细胞，以及表达 CD40L 与巨噬细胞表面 CD40 结合，促进巨噬细胞活化和杀伤吞噬的病原体。同时活化的巨噬细胞表达 MHC-II 类分子增加，抗原提呈给 Th1 能力增加，从而进一步活化 Th1。Th1 分泌 IL-3 和 GM-CSF 促进骨髓产生大量单核细胞，并分泌 TNF-α、LTα、MCP-1 趋化单核细胞穿过血管壁至感染局部聚集。也可产生 IL-2 等细胞因子促进 Th2、CTL、NK 细胞活化。产生 LTα、TNF-α 活化中性粒细胞杀伤病原体。也可分泌 IFN-γ 抑制 Th2 的作用。Th1 介导的细胞免疫常常伴随一定的组织炎症和组织损伤，表现为 IV 型超敏反应，有时病原体不能被完全清除而形成肉芽肿。例如，结核杆菌感染人体时，临床上会检查出肺部、肠道、皮肤等器官的结核结节，有时结核肉芽肿可被误诊为肿瘤。

（2）Th2 细胞　在寄生虫感染和超敏反应时，机体 T 细胞在 NKT 细胞产生的 IL-4 作用下，分化为 Th2 细胞，分泌 IL-4、IL-5、IL-6、IL-10、IL-13 等细胞因子，促进 B 细胞的增殖和分化。其中 IL-4 和 IL-5 诱导浆细胞的抗体类别转换，产生抗原特异性 IgE，IL-5 能诱导嗜酸性粒细胞活化，特异性 IgE 和活化的嗜酸性粒细胞均参与超敏反应以及杀伤寄生虫的免疫效应。例如，过敏性哮喘和气道高反应性（airway hyperresponsiveness，AHR）的发生与 Th2 关系密切。

不同抗原入侵机体，机体能够产生对应的免疫应答类型，如 Th1 型应答或 Th2 型应答。Th1 和 Th2 之间相互抑制，有利于产生 Th1 或 Th2 免疫偏离，利于机体对特定抗原的清除作用。Th1 分泌 IFN-γ 抑制 Th2 的作用，Th2 释放 IL-4、IL-10 和 IL-13 对 Th1 介导免疫炎症反应具有抑制效应，具有阻止迟发型超敏反应组织损伤的作用。生理情况下，不同的亚群处于动态平衡，一旦有抗原进入，平衡会被打破。因此检测 Th1 与 Th2 平衡状态，利于疾病分析和治疗。研究发现 1 型糖尿病、多发性硬化症、类风湿关节炎、慢性甲状腺炎均有 Th1 偏离现象；SLE、硬皮病、AIDS 均发现 Th2 偏离；过敏反应表现为 Th2 偏离；而正常妊娠也表现为 Th2 偏离，Th1 受抑制，这样有利于胎儿不被排斥。

除 Th1、Th2 亚群，目前还新发现许多不同的 Th 细胞亚群，如 Th17、Tfh、Th22、Th9 等，这些亚群发挥不同的生物功能，显示了辅助性 T 细胞的多样性，从而能针对不同病原体的入侵采取不同的免疫应答类型进行防御。

（3）Th17 细胞　　Th17 分泌 IL－17、IL－22、IL－23 等细胞因子，刺激上皮细胞、成纤维细胞等多种细胞产生多种细胞因子，其中许多为趋化因子。Th17 分泌 IL－8、MCP－1 募集活化中性粒细胞和单核细胞；分泌 G－CSF、GM－CSF 刺激骨髓产生髓样细胞；分泌 IL－1β、IL－6、TNF－α、PGE2 诱导局部炎症；还能刺激上皮细胞、角化细胞产生防御素和募集中性粒细胞。因此 Th17 参与固有免疫，募集、激活和趋化中性粒细胞至炎症或感染部位，清除病原体并介导炎症反应。许多真菌感染都可诱导 Th17 介导的炎症反应。新近发现 Th17 还参与许多自身免疫性疾病，如系统性红斑狼疮、银屑病、炎症性肠病（inflammatory bowel disease, IBD）、多发性硬化症的发病。

（4）Tfh 细胞　　以前认为 Th2 是辅助 B 细胞的 T 细胞亚群，现在发现 Tfh 才是辅助 B 细胞最主要的 T 细胞亚群。Tfh 分泌的 IL－21 能诱导其本身活化和迁移至淋巴滤泡。进入生发中心后，Tfh 分泌 IL－21，其表面 CD40L 和 ICOS 分别结合 B 细胞表面 CD40 和 ICOSL，辅助 B 细胞增殖、分化为浆细胞及抗体亲和力成熟。研究发现，Tfh 的数量和功能异常与许多疾病发生有关，如强直性脊柱炎、类风湿关节炎等自身免疫性疾病，以及小儿慢性腹泻、乙型肝炎等慢性疾病。

2. 细胞毒性 T 细胞直接杀伤靶细胞

细胞毒性 T 细胞的杀伤效应过程主要是：识别和结合靶细胞，免疫突触形成，胞内细胞器极化，胞吐效应颗粒，以及靶细胞凋亡或溶解。

（1）CTL 细胞识别带特异抗原的靶细胞　　初次免疫应答，$CD8^+$ CTL 与带有抗原的 DC 细胞在外周免疫器官相遇，CTL 活化、增殖、分化成为效应 CTL，离开淋巴组织被趋化到感染或肿瘤局部，结合带特异性抗原的靶细胞。此时活化的 CTL 细胞与靶细胞接触面形成以 TCR－抗原肽－MHC Ⅰ类分子结构为中心的免疫突触。

（2）CTL 细胞表面分子和胞内细胞器的极化　　CTL 细胞表面的 TCR、黏附分子、共刺激分子聚集，其胞内细胞器（如粗面内质网、高尔基体等）向免疫突触方位移动而极化，确保 CTL 释放的效应分子集中在免疫突触里，高效杀伤靶细胞。

（3）靶细胞凋亡和溶解　　效应 CTL 胞吐和释放效应分子，经 2 条主要途径杀伤靶细胞。

1）穿孔素和颗粒酶途径：穿孔素（perforin）类似补体 C9 成分，多个穿孔素聚集在细胞膜形成孔道，一方面造成靶细胞溶解，另一方面利于颗粒酶进入靶细胞内诱导一系列凋亡酶活化，靶细胞凋亡。

2）死亡受体途径：效应 CTL 表面的 FasL 和分泌的 TNF－α，分别与靶细胞表面的死亡受体 Fas 和 TNF 受体结合，激活靶细胞内的一系列凋亡酶，如 caspases 诱导凋亡。T 细胞亚群比较见表 10－2。

表 10 - 2　T 细胞亚群的分化和效应

T 细胞亚群	$CD4^+$ Th1	$CD4^+$ Th2	$CD4^+$ Th17	$CD4^+$ Tfh	$CD8^+$ CTL	$CD4^+$ Treg
TCR 识别	pMHC－Ⅱ	pMHC－Ⅱ	pMHC－Ⅱ	pMHC－Ⅱ	pMHC－Ⅰ	Ag + MHC？
诱导分化的细胞因子	IL－12、IFN－γ	IL－4、IL－6	IL－23	IL－21 IL－6	IL－2 IL－6	TGF－β
分泌细胞因子和效应分子	IFN－γ、IL－2 GM－CSF TNF－α	IL－4、IL－5 IL－10、IL－13 GM－CSF	IL－17 GM－CSF	TNF－α LTα	颗粒酶 穿孔素 FαSL	IL－10 TGF－β

续表

T 细胞亚群	CD4⁺Th1	CD4⁺Th2	CD4⁺Th17	CD4⁺Tfh	CD8⁺CTL	CD4⁺Treg
免疫应答类型	细胞免疫	体液免疫	固有免疫	体液免疫	细胞免疫	免疫抑制
免疫保护效应	抗胞内菌感染	抗细菌、真菌感染	抗细菌感染	抗细菌感染	抗病毒、抗肿瘤	免疫耐受
免疫病理效应	DTH、AID	Ⅰ型超敏反应	AID	AID	DTH	免疫逃逸 慢性炎症

注：DTH 为迟发型超敏反应，AID 为自身免疫病，RA 为类风湿关节炎，EAE 为实验性变态性脑脊髓膜炎，SLE 为系统性红斑狼疮，MS 为多发性硬化症，IBD 为炎症性肠病，IDDM 为 1 型糖尿病，AS 为强直性脊柱炎。

（六）活化 T 细胞的转归

正常时免疫应答至后期，抗原已被清除，此时产生的很多效应细胞如 Th 或 CTL，会被抑制或凋亡，避免其作用过强或时间过长造成正常组织损伤。

1. 效应 T 细胞的抑制和清除

（1）活化 T 细胞被抑制或凋亡　免疫应答至后期，Treg 细胞被诱导产生，能通过多种机制抑制效应细胞。例如，Treg 抑制周围效应 T 细胞的机制之一就是结合和耗尽 IL-2，使效应 T 细胞得不到 IL-2 刺激而凋亡。

（2）活化诱导的细胞死亡　免疫应答至后期，Teff 表达 FasL 和 Fas 增加，与带有 Fas 和 FasL 的 Teff 细胞结合，经 Fas/FasL 启动的凋亡现象，叫活化诱导的细胞死亡（activation-induced cell death，AICD），是机体清除多余 Teff，维持免疫自稳的重要机制。CD8⁺CTL 为主的 Teff 细胞表达的 FasL 通过结合自身细胞表面的 Fas 而诱导自身凋亡，或结合其他 Teff 表面的 Fas 诱导凋亡，参与机体免疫调节。

2. 记忆 T 细胞的产生

记忆 T 细胞（memory T cell，Tm）是适应性免疫应答的产物，可由效应细胞生成或由静息 T 细胞活化后直接生成。T 细胞介导的细胞免疫的免疫记忆，由 Tm 细胞介导，表现为 Tm 细胞再次接触相同抗原能产生更为迅速和更有效的免疫应答。与初始 T 细胞比较，Tm 为 CD45RA⁻CD45RO⁺（初始 T 为 CD45RA⁺CD45RO⁻），活化需要的特异性抗原浓度低，共刺激分子依赖性低，产生的细胞因子多，这些可用于二者的鉴别。

（陈欲晓）

第十一章 B细胞及其介导的免疫应答

重点	B淋巴细胞发育过程；B淋巴细胞表面分子；B淋巴细胞对TD抗原的免疫应答过程；抗体产生的一般规律；B淋巴细胞的分类
难点	B淋巴细胞BCR的基因结构和重排；免疫球蛋白亲和力成熟以及类别转换；B淋巴细胞对TI抗原的应答
考点	B淋巴细胞发育；B淋巴细胞表面分子；B淋巴细胞对TD抗原的免疫应答的关键点；抗体产生的一般规律；免疫球蛋白亲和力成熟以及类别转换

速览导引图

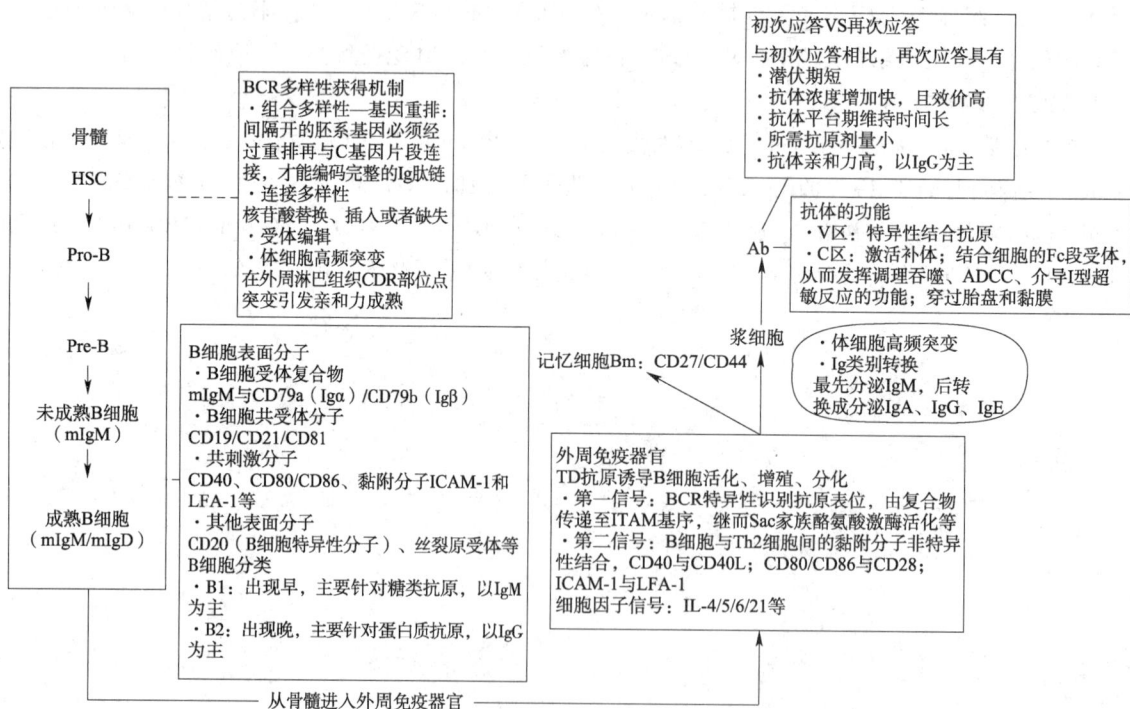

一、B 淋巴细胞的分化发育

1. 概述

B 淋巴细胞来源于哺乳动物骨髓中的淋巴样干细胞。在骨髓中分化发育为成熟 B 淋巴细胞（初始 B 淋巴细胞），这一阶段的标志性事件为 B 淋巴细胞抗原识别受体 BCR 基因重排和表达，以及自身耐受的形成。而后定居于外周免疫器官和组织，接受特异性抗原的刺激后，活化、增殖，并经阳性选择和类别转换，分化为浆细胞产生抗体和记忆 B 细胞。

2. BCR 的基因结构及其基因重排

BCR 是表达于 B 细胞表面的免疫球蛋白，即膜型免疫球蛋白（mIg）。BCR 基因群的胚系基因为分隔的、数量众多的基因片段，必须在重组酶的作用下进行基因重排。重排先重链、后轻链，并存在着等位基因排斥和同种型排斥现象。

（1）BCR 的胚系基因结构 人 Ig 重链基因群位于第 14 号染色体长臂，其中 V 基因片段（VH）、D 基因片段（DH）、J 基因片段（JH）编码可变区；C 基因片段编码恒定区。人 Ig 轻链基因群分为 κ 基因和 λ 基因，分别定于于第 2 号染色体短臂和第 22 号染色体长臂。轻链 V 区基因只有 V、J 基因片段。

（2）BCR 基因重排 IgV 区基因的重排主要是通过重组酶的作用来实现的。重组激活酶基因（RAG）编码重组激活酶，有 RAG1 和 RAG2 两种，形成 RAG1/RAG2 复合物，只表达于 B 细胞或 T 细胞的重排阶段，可特异性的识别并切除 V、D、J 在基因片段两边的称为重组信号序列（RSS）的保守序列。末端脱氧核苷酸转移酶（TdT）可将数个至数十个核苷酸序列通过一种非模板编码的方式插入到 V、D、J 基因重排过程中出现的 DNA 断端。通过重组酶的作用，可以从众多 V（D）J 基因片段中各选择一个并重排在一起，形成 V（D）J 连接，首先为重链可变区发生重排，然后是轻链发生重排，最终表达为有功能的 BCR。

（3）等位排斥和同种型排斥 一个 B 细胞克隆只表达一种 BCR，只分泌一种抗体，通过等位排斥和同种型排斥来完成。等位排斥（allelic exclusion）是指 B 细胞中一条染色体上的重链（或轻链）基因重排成功后，抑制另一条同源染色体上基因的重排。同种型排斥（isotype exclusion）是指 κ 轻链基因重排成功后抑制 λ 轻链基因的重排。

3. BCR 多样性产生的机制

（1）组合多样性 免疫球蛋白 V、D、J 基因片段重排时，只能在众多 V、D、J 基因片段中各取一个，因而可以产生众多 V 区基因片段的组合。如人类重链 VH 片段基因有 40 个、DH 片段有 25 个和 6 个 JH 基因片段，故 VH 区排列组合种类可达 40（VH）×25（VD）×6（VJ）=6000 种。

（2）连接多样性 Ig 基因片段之间往往有插入、替换或缺失核苷酸的情况发生，从而产生新的序列，称为连接多样性。

（3）受体编辑 一些完成基因重排并表达 BCR 的 B 细胞识别自身抗原后未被清除，而是发生 RAG 基因重新活化，导致轻链 V–J 再次重排，合成新的轻链，替代自身反应性轻链，从而使 BCR 获得新的特异性。若受体编辑不成功，则导致该细胞凋亡。

（4）体细胞高频突变（somatic hypermutation） Ig 基因重排完成后，B 细胞在外周免疫器官接受抗原刺激，BCR 编码 V 区 CDR 部位的基因序列发生点突变，可导致抗体亲和力成熟。

4. B 淋巴细胞分化发育过程

（1）中枢 B 细胞发育 B 细胞在骨髓内历经四个阶段发育成熟，亦称 B 细胞发育的抗原非依赖期。

1）祖 B（pro–B）细胞：早期祖 B 细胞重排重链 V 区基因 D–J，晚期祖 B 细胞重排 VDJ 基因，但无 mIgM 表达，祖 B 细胞开始表达 Igα/Igβ。

2）前 B（pre–B）细胞：特征性表达前 B 细胞受体（pre–BCR），并经历大 pre–B 和小 pre–B 阶段，

pre－BCR 由 β 链和替代轻链组成，可抑制另一条重链基因的重排（等位基因排斥）。大 pre－B 发育为小 pre－B，小 pre－B 发生轻链 V－J 重排，但仍不表达功能性 BCR。

3）未成熟 B 细胞：未成熟 B 细胞可以表达完整的 BCR，此时受到抗原刺激则引发凋亡导致克隆清除，形成中枢免疫耐受，即未成熟 B 细胞表面表达 mIgM，此时 mIgM 与骨髓中的自身抗原结合，导致细胞凋亡，进行克隆清除。一些识别自身抗原的未成熟 B 细胞通过受体编辑改变 BCR 的特异性；某些情况下，自身抗原结合 BCR 导致未成熟 B 细胞 mIgM 表达下调，这类细胞进入外周免疫器官后对抗原刺激不产生应答，称为失能。中枢免疫耐受的形成使成熟 B 细胞到达外周免疫器官后仅被外来抗原激活。

4）成熟 B 细胞阶段：成熟 B 组胞又称初始 B 细胞，同时表达 mIgM 和 mIgD，其可变区完全相同。

（2）外周 B 细胞发育　成熟 B 细胞迁移并定居于外周免疫器官内，受抗原刺激分化为浆细胞并产生抗体，此发育阶段又称抗原依赖期。

1）外周 B 淋巴细胞发育过程：接受抗原刺激，在 Th 细胞辅助下被激活，进入增殖状态并形成生发中心。

2）体细胞高频突变，阳性选择和 Ig 亲和力成熟：活化的 B 细胞于生发中心暗区经历体细胞高频突变。进入明区后进行阳性选择，即大部分突变 B 细胞克隆中 BCR 亲和力降低甚至不表达 BCR，不能结合滤泡树突状细胞（FDC）表面抗原发生凋亡，少数突变 B 细胞克隆 BCR 亲和力提高，不发生凋亡，导致 BCR 和抗体亲和力成熟，进行抗体类型转换，产生浆细胞和记忆性 B 细胞。

3）Ig 的类别转换：机体免疫应答中首先产生 IgM 抗体，随后在抗原刺激、T 细胞的辅助、细胞因子等因素的辅助下，使得 B 细胞重链 C 区基因发生转换，因而分泌的抗体类别由 IgM 转换成 IgA、IgE、IgG，该过程中抗体重链 V 区基因保持不变。

4）浆细胞分泌抗体和记忆性 B 细胞的产生：浆细胞是 B 细胞终末分化形式，专一性生产抗体，故其不再具备识别抗原以及与 T 细胞相互作用的能力。记忆性 B 细胞同样是 B 细胞终末分化形式，其膜表面表达 CD27，高表达 CD44，记忆性 B 细胞在体内的存活时间较长，随着淋巴引流进入血液循环，在体内再次接触相同抗原后迅速分化成浆细胞。

二、B 淋巴细胞的表面分子及其分类

1. B 淋巴细胞的表面分子

（1）B 细胞受体复合物　①mIgM：即 BCR，可特异性结合识别抗原。②CD79a（Igα）/ CD79b（Igβ）：与 mIgM 形成复合物，胞质区含有免疫受体酪氨酸活化基序 ITAM，转导抗原活化信号（第一活化信号）。

（2）B 细胞共受体分子　B 细胞表面的 CD19/CD21/CD81 非共价相联，形成 B 细胞的共受体。CD21（CR2）可以结合 C3d，形成 CD21－C3d－抗原－BCR 复合物，增强 B 细胞共受体的作用。通过 CD19 传递信号，能增强 BCR 与抗原结合的稳定性，并与 Igα/ gβ 共同传递第一活化信号。

（3）共刺激分子　CD40、CD80/CD86、黏附分子 ICAM－1 和 LFA－1 等。CD40 与活化 T 细胞上的配体 C40L（CD154）结合，为 B 细胞活化的第二信号，并对 B 细胞分化成熟和抗体产生起重要作用。CD80/CD86 在活化 B 细胞表达增强，与 T 细胞表面的 CD28 相互作用，提供 T 细胞第二活化信号，与 CTLA－4（CD152）作用，提供抑制信号。黏附分子 ICAM－1 和 LFA－1 等与 T 细胞上的黏附分子结合起黏附与共刺激作用。

（4）其他分子　CD20 调节钙离子跨膜流动，从而调节 B 细胞的增殖与分化，也是 B 细胞特异性分子，是治疗性单抗识别的靶分子；CD22 是抑制性受体，能负调节 CD19/CD21/CD81 共受体；CD32 有 a、b 两个亚型，能负反馈调节 B 细胞活化及抗体分泌。

2. B 淋巴细胞的分类

（1）B－1 细胞　在胚胎早期或出生后早期由前体细胞分化而来，其后靠自我更新，主要分布于腹腔、胸腔和肠壁固有层，CD5＋，主要针对糖类抗原，以分泌 IgM 为主。

（2）B-2 细胞 即通常所称 B 细胞，出现晚，在骨髓内由多能造血干细胞分化而来，定位于外周免疫器官，不表达 CD5，主要针对蛋白质抗原，以分泌 IgG 为主。

三、B 细胞介导的体液免疫应答

1. B 细胞针对 TD 抗原的免疫应答

（1）B 细胞对 TD 抗原的识别 B 细胞通过 BCR 对抗原进行特异性识别，无须 APC 对抗原的处理和提呈，亦无 MHC 限制性。

（2）B 细胞活化所需要的信号

1）第一活化信号：表面的共受体复合物（CD21/CD19/CD81）参与第一信号的形成。BCR 可变区与抗原结合，共受体复合物中的 CD21 可结合抗原（或免疫复合物）上的补体片段（C3d），由此介导 BCR/共受体交联，通过 CD19 胞内段相连的酪氨酸激酶和 Igα/Igβ 的 ITAM 磷酸化，经系列级联反应，促进相关基因表达，使 B 细胞激活和增殖并且可加强抗原诱导下的信号转导，使 B 细胞对抗原刺激的敏感性增高 100 ~ 1000 倍。

2）第二活化信号：B 细胞与 Th 细胞在外周免疫器官的 T 细胞区相互作用，B 细胞获得活化所必须的第二信号。初始 Th 细胞特异性识别经 APC（主要是 DC）提呈的 pMHC-Ⅱ类分子复合物后被激活、增殖，并分化为效应 Th 细胞。效应 Th 细胞可特异性识别 B 细胞提呈的 pMHC-Ⅱ，进而表达某些膜分子（如 CD40L），增强 Th-B 细胞间作用；分泌的 IL-4 协同 CD40L 促进 B 细胞增殖，CD40（B 细胞）与 CD40L（T 细胞）是 B 细胞活化的主要第二信号。B 细胞与 Th 细胞之间还通过其他黏附分子非特异性结合，如 CD80/CD86 与 CD28、ICAM-1 与 LFA-1 等。另外，细胞因子信号 IL-4/5/6/21 等也起了重要作用。

（3）B 细胞在外周免疫器官进一步增殖及终末分化

1）滤泡外首次应答：在淋巴结中，T 淋巴细胞在已经摄取抗原的 APC 辅助下活化。在滤泡边缘，活化的 T 细胞与 B 细胞首次接触，B 细胞在双信号及细胞因子作用下活化。

2）滤泡内再次应答：活化的 B 细胞进入淋巴滤泡，在生发中心的微环境中历经增殖、体细胞高频突变、受体编辑、抗体类别转换、抗体亲和力成熟和 B 细胞的阳性选择，最终 B 细胞完成终末分化，形成浆细胞和 Bm 细胞。

2. B 淋巴细胞针对 TI 抗原的免疫应答

TI 抗原可直接激活 B 细胞，不需 Th 细胞的辅助，不产生免疫记忆。分两类，即 TI-1 抗原和 TI-2 抗原。

（1）TI-1 抗原具有丝裂原活性，高剂量的 TI-1 抗原可直接激活多克隆 B 细胞，如 LPS 可与 LPS 结合蛋白结合，继而结合 B 细胞膜上的 CD14，启动 TLR4 信号通路，使得 B 细胞活化；低剂量的 TI-1 抗原仅激活表达特异性 BCR 的 B 细胞，因为此类 B 细胞的 BCR 可从低浓度抗原中竞争性结合到足以激活的抗原量。

（2）TI-2 抗原均具有相同重复的抗原表位（如肺炎球菌荚膜多糖、沙门菌多聚鞭毛素），能使特异性 SmIg 产生广泛交联。由于 TI-2 抗原不易降解，使抗原信号延长和持续，但过度交联可使成熟 B 细胞产生耐受。

3. B 淋巴细胞生物学功能

（1）分泌抗体，介导体液免疫。参与清除胞外游离抗原和胞外微生物，并可以防止胞内微生物感染的播散。

（2）作为专职 APC，发挥提呈抗原功能。

（3）发挥免疫调节功能，即分泌细胞因子、抗原抗体复合物的负反馈调节等。

四、抗体产生的一般规律

1. 体液免疫应答抗体产生的基本过程

机体接受抗原刺激后产生抗体的过程可划分为四个阶段，即潜伏期、对数期、平台期、下降期。

2. 初次应答与再次应答概念及特点

抗原初次侵入机体所引发的应答称为初次应答。在初次应答晚期，随着抗原被清除，多数效应 T 细胞和浆细胞均发生死亡，同时抗体浓度逐渐下降。但是在机体对 TD – Ag 应答过程中能诱导形成长寿命的记忆性 T 细胞和 B 细胞，一旦再次遭遇相同抗原刺激，可产生迅速、强烈、持久的免疫应答，即再次应答。

初次应答由 TD – Ag 刺激机体产生，在抗体浓度下降后，若相同抗原再次进入机体，由于记忆性 B 细胞表达高亲和力 BCR，可竞争性结合低剂量抗原而被激活，故仅需很低抗原量即可有效启动再次应答。再次应答过程中，记忆性 B 细胞作为 APC 摄取、处理抗原，并将抗原提呈给记忆性 T 细胞。激活的 T 细胞所表达的多种膜分子和大量细胞因子又作用于记忆性 B 细胞，使之迅速增殖并分化为浆细胞，合成和分泌抗体。

由于记忆性 B 细胞在初次应答的生发中心已经历增殖、突变、选择、抗体类别转换及亲和力成熟，故与初次应答相比较，再次应答产生抗体具有以下特点：①启动应答所需抗原剂量较小。②应答迅速，即潜伏期明显缩短。③应答强度高，迅速到达平台期，平台高（抗体水平比初次应答高 10 倍以上）且平台期持续时间长。④下降期平缓。⑤再次应答主要产生 IgG 类抗体（初次应答主要为 IgM 类，后期可产生 IgG）。⑥抗体亲和力明显高于初次应答。

再次应答由记忆性淋巴细胞所介导（初始淋巴细胞不参与），记忆性 T 细胞或特异性抗体可阻止初始 T 细胞或 B 细胞被相同抗原所激活。这种抑制机制保证了宿主在再次感染时启用反应最快、效应最强的免疫细胞，以最经济、最有效的方式迅速清除病原体。免疫记忆性对机体抵御相同病原体的多次侵袭极为重要，也是预防接种的免疫学基础。

（张　冉）

第十二章 固有免疫系统及其应答

重点	固有免疫系统的组成和主要生物学作用
难点	固有免疫应答与适应性免疫的关系
考点	固有免疫应答的组成和主要生物学作用

速览导引图

- 物理屏障
- 化学屏障
- 微生物屏障
→ 皮肤黏膜屏障

- 血脑屏障
- 血胎屏障
→ 体内屏障

皮肤黏膜屏障、体内屏障 → 组织屏障

- PRR指能够直接识别病原体及其产物或宿主凋亡衰老损伤细胞表面某些共有特定分子结构的受体
- PAMP是某些病原体或产物所共有的高度保守可被PRR识别的特定分子
→ 模式识别受体（PRR）和病原相关分子模式（PAMP）

- 包括单核细胞、中性粒细胞和组织器官中的巨噬细胞
- 具有多种PRR、调理性受体和细胞因子受体
- 具有杀伤清除病原体、杀伤胞内寄生菌和肿瘤、参与炎症反应、加工提成抗原启动适应性免疫应答和免疫调节作用
→ 吞噬细胞

- 分为经典DC和浆细胞样DC
- 是抗原提呈能力最强的细胞
→ 树突状细胞（DC）

- 不表达特异性抗原识别受体
- 通过表面活化性受体和一致性受体识别，并直接杀伤靶细胞
- 具有ADCC作用·免疫调节作用
→ 自然杀伤细胞（NK）

吞噬细胞、树突状细胞、自然杀伤细胞 → 固有免疫细胞

- 补体系统
- 细胞因子
- 其他抗菌物质：抗菌肽、溶菌酶、乙型溶素
→ 固有免疫分子

组织屏障、固有免疫细胞、固有免疫分子 → 组成 → 固有免疫系统及其应答

应答特点
- 不表达特异性抗原识别受体，通过PRR直接识别
- 通过趋化募集等方式迅速发挥免疫效应
- 固有免疫细胞参与适应性免疫应答全过程，并通过产生细胞因子影响适应性应答的类型
- 先天具有、无免疫记忆、无再次应答

作用时相
- 即刻固有免疫阶段：感染0~4小时内
- 早期诱导的固有免疫应答阶段：感染后4~96小时
- 适应性免疫应答启动阶段：感染96小时后

与适应性免疫应答的关系
- 启动适应性免疫应答
- 调节适应性免疫应答的类型和强度
- 协助效应T细胞进入炎症或肿瘤发生部位
- 协同效应T细胞和抗体发挥免疫效应：调理吞噬、ADCC和激活补体等

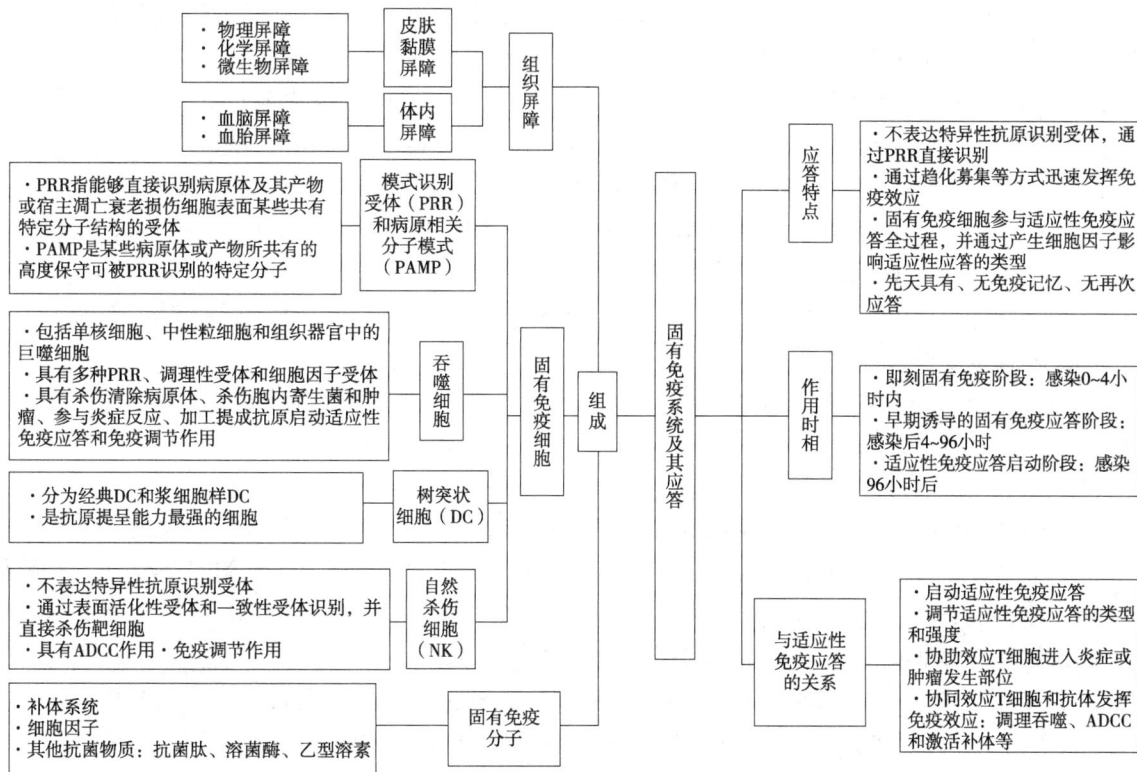

固有免疫义称非特异性免疫或天然免疫，是种群长期进化过程中逐渐形成的机体的一种本能。其<u>主要特点是无特异性、无记忆性、出生后即具有，能遗传给后代、即刻发生</u>。

一、固有免疫系统

固有免疫系统由固有免疫屏障、细胞和分子三部分组成。

1. 组织屏障及其作用

（1）皮肤黏膜及其附属成分的屏障作用

1）物理屏障：由致密上皮细胞组成的皮肤和粘膜组织具有机械屏障作用，可有效阻挡病原体侵入体内。

呼吸道黏膜上皮细胞纤毛定向摆动及黏膜表面分泌液的冲洗作用均有助于清除面膜表面的病原体。

2）化学屏障：皮肤和黏膜分泌物中含多种杀菌、抑菌物质，可形成抵抗病原体感染的化学屏障。

3）微生物屏障：寄居在皮肤和黏膜表面的正常菌群，可通过竞争结合上皮细胞、竞争吸收营养物质和分泌杀菌物质等方式抗御病原体的感染。

（2）体内屏障的作用

1）血-脑屏障：由软脑膜、脉络丛毛细血管壁和毛细血管壁外覆盖的星形胶质细胞组成。其结构致密，能阻挡血液中病原体和其他大分子物质进入脑组织及脑室。

2）血-胎屏障：由母体子宫内膜的基蜕膜和胎儿的绒毛膜滋养层细胞共同构成。此屏障不妨碍母子间营养物质交换，但可防止母体内病原体和有害物质进入胎儿体内。

2. 固有免疫细胞

（1）单核-巨噬细胞系统　具有很强的吞噬能力，可通过吞噬作用清除外来病原微生物及体内衰老、死亡的细胞执行免疫防御及免疫自稳功能，也可通过释放细胞因子执行免疫调节功能。此外，单核-巨噬系统还参与炎症反应，抗原提呈，通过 ADCC 效应执行杀伤靶细胞。巨噬细胞表面表达多种模式识别受体及其配体、调理性受体以及与其趋化和活化相关的细胞因子受体等。

1）模式识别受体及其配体：巨噬细胞通过其表面的模式识别受体，直接识别病原微生物表面相应的病原相关分子模式，从而迅速发挥非特异性免疫作用。模式识别受体（pattern recognition receptor，PRR）是指一类主要表达于固有免疫细胞表面的非克隆分布的受体，可识别一种或多种病原微生物或宿主凋亡细胞表面某些共有的特定分子结构。病原相关分子模式（pathogen associated molecular pattern，PAMP）是一些病原微生物表面存在的而人体正常细胞所没有的分子结构，可为许多相关微生物所共享，结构恒定且进化保守，能被模式识别受体识别。固有免疫细胞识别的 PAMP 往往是病原体特有的赖以生存且变化较少的物质，如病毒的双链 RNA 和细菌的脂多糖等。对此，病原体很难产生突变而逃脱固有免疫的作用。

2）调理性受体：巨噬细胞表面表达的 IgG Fc 受体和补体受体（C3bRC4bR）可通过调理作用增强其对病原体等的吞噬杀伤作用。

3）细胞因子受体：巨噬细胞表面表达多种趋化因子受体，在相应细胞趋化因子作用下，可募集单核细胞或巨噬细胞至感染或炎症部位。

（2）树突状细胞　是功能最强的专职抗原递呈细胞。

1）经典 DC 细胞（cDC）：未成熟髓样 DC 高表达 TLR、调理受体和趋化因子受体，而低表达 MHC-Ⅱ类分子和共刺激分子；因此这类 DC 摄取加工抗原能力强，而提呈抗原、启动适应性免疫应答能力弱。未成熟 DC 摄取病原体等抗原性异物后开始迁移，进入外周免疫器官后发育成熟。成熟 DC 高表达 MHC-Ⅱ分子和共刺激分子，可有效提呈抗原、激活初始 T 细胞启动适应性免疫应答。

2）浆细胞样 DC（pDC）：pDC 低表达上述受体和分子，但其胞质器室膜上高表达 TLR7 和 TLR9，可识别病毒核酸产生大量 I 型干扰素（IFN-α/β 或 IFN-γ），在机体抗病毒固有免疫应答中发挥重要作用。

（3）自然杀伤细胞　杀伤活性无 MHC 限制，不依赖抗体，主要通过分泌穿孔素、NK 细胞毒因子、TNF 以及介导 ADCC 作用直接杀伤靶细胞，发挥抗病毒、抗肿瘤以及免疫监视和稳定作用。①NK 细胞不表达特异性抗原识别受体，而是通过表面活化性受体和抑制性受体对"自身"与"非己"进行识别，并直接杀伤某些肿瘤和病毒感染的靶细胞。②NK 细胞表面具有 IgG Fc 受体，可通过 ADCC 作用杀伤肿瘤和抗病毒感染等。③NK 细胞表达多种与其趋化和活化相关的细胞因子受体，可被招募到肿瘤和病毒感染部位，在 IFN-γ 和 IL-2 等细胞因子作用下活化，使其抗肿瘤、抗病毒作用增强。④活化 NK 细胞还可分泌 IFN-α 和 TNF-β 等细胞因子发挥免疫调节作用。

（4）其他固有免疫细胞　NKT 细胞、γδT 细胞、B₁ 细胞。

3. 固有体液免疫分子及其主要作用

（1）补体系统　参与固有免疫应答的重要免疫效应分子。

（2）细胞因子　参与固有免疫应答和适应性免疫应答的重要效应和调节分子。

（3）抗菌肽及酶类物质　抗菌肽能诱导产生一类能够杀伤多种细菌和某些真菌、病毒、原虫或肿瘤细胞的小分子碱性多肽；酶类物质是体液、外分泌液和吞噬细胞溶酶体中的一种不耐热碱性蛋白质，能破坏 G^+ 菌细胞壁肽聚糖，导致细菌裂解死亡。G^- 菌对溶菌酶不敏感，在特异性抗体和补体存在条件下也可被溶菌酶裂解破坏。

二、固有免疫应答

1. 固有免疫应答的作用时相

（1）瞬时固有免疫阶段

1）皮肤黏膜的屏障作用：皮肤、黏膜及其分泌液中的抗菌物质和正常菌群构成物理、化学和微生物屏障，可阻挡外界病原体对机体的入侵，具有即刻免疫防卫作用。

2）巨噬细胞的作用：突破机体屏障结构的少量病原体可及时被局部存在的巨噬细胞吞噬清除。

3）补体系统的激活：某些病原体可通过直接激活补体旁路途径而被溶解破坏；补体活化产物如 C4b 还可介导调理作用、增强吞噬细胞的吞噬杀菌能力。

4）中性粒细胞的作用：中性粒细胞是机体抗细菌和抗真菌感染的主要效应细胞，中性粒细胞浸润是细菌感染性炎症反应的重要特征。中性粒细胞被活化，并迅速穿过血管内皮细胞进入感染部位，发挥强大吞噬杀菌效应。

（2）早期固有免疫应答阶段

1）白三烯和前列素 D2 等炎性介质和 MIP－α/β、MCP－1 等趋化因子：使局部血管扩张、通透性增强，有助于血管内补体、抗体和吞噬细胞进入感染部位，使局部抗感染免疫作用显著增强。

2）TNF－a 和血小板活化因子：可使局部血管内皮细胞和血小板活化，引起凝血、血栓封闭血管，从而阻止局部病原体进入血流向全身扩散。

3）促炎细胞因子 TNF－α、IL－1 和 L－6 作为内源性致热源，可作用于下丘脑体温调节中枢引起发热，对体内病原体生长产生抑制作用。

4）促炎细胞因子也是引发急性期反应的主要物质，可促进骨髓造血细胞生成并释放大量中性粒细胞入血，以提高机体抗感染免疫应答能力，还可刺激肝细胞合成、分泌一系列急性期蛋白。其中 C－反应蛋白（CRP）和甘露聚糖结合凝集素（MBL）可激活补体系统，产生抗感染免疫。B1 细胞受某些细菌共有多糖抗原（如脂多糖、荚膜多糖等）刺激，在 48h 内产生以 IgM 为主的抗菌抗体。此类抗体在补体协同作用下，可对少数进入血流的病原菌产生杀伤作用。

（3）诱导适应性免疫应答阶段

活化的巨噬细胞和 DC 可将病原体加工、处理为多肽，并以抗原肽－MHC 分子复合物的形式表达于细胞表面，为后续适应性免疫应答启动创造条件。

2. 固有免疫应答的特点

（1）固有免疫细胞不表达特异性抗原识别受体，而是通过模式识别受体或有限多样性抗原识别受体直接识别病原体及其产物、病毒感染细胞或肿瘤细胞而被激活产生免疫应答。

（2）固有免疫细胞通过趋化募集，即"集中优势兵力"的方式，迅速发挥免疫效应，而不通过克隆扩增、分化为效应细胞后产生免疫效应。

（3）固有免疫细胞参与适应性免疫应答的全过程，并能通过产生不同的细胞因子影响适应性免疫应答的类型。

（4）固有免疫细胞寿命较短，在其介导的免疫应答过程中不能产生免疫记忆细胞，因此固有免疫应答维持时间较短，也不会发生再次应答。

3. 固有免疫应答与适应性免疫应答的关系

（1）启动适应性免疫应答　DC 为体内唯一能启动初始 T 细胞活化的抗原提呈细胞，是机体特异性免疫应答的始动者。巨噬细胞在吞噬、杀伤和清除病原微生物的同时，也具有抗原加工和提呈功能。上述两类固有免疫细胞直接参与适应性免疫应答的启动。

（2）调节适应性免疫应答的类型和强度　固有免疫细胞通过识别不同种类病原体，产生不同类型细胞因子，从而决定特异性免疫细胞分化及适应性免疫应答的类型。

（3）参与适应性免疫应答的效应　B 细胞增殖、分化为浆细胞，通过分泌抗体而发挥免疫效应。但抗体本身不具备直接杀菌和清除病原体的作用，仅在固有免疫细胞（如巨噬细胞和 NK 细胞）和固有免疫分子（如补体）参与下，通过调理吞噬、ADCC 和补体介导的溶菌效应等机制，才能有效杀伤、清除病原体。另外，$CD4^+Th1$ 细胞和 $CD4^+Th2$ 细胞可通过分泌不同的细胞因子而发挥免疫效应。其中某些细胞因子可通过活化吞噬细胞和 NK 细胞等作用方式促进其吞噬、杀伤功能，有效发挥免疫防御和监视功能。

（方会龙）

第十三章 免疫耐受

重点	耐受原，自身免疫耐受形成，后天免疫耐受形成和维持，免疫耐受与临床疾病
难点	中枢耐受机制，外周耐受机制，建立免疫耐受的方法
考点	免疫耐受发生的机制，建立免疫耐受和打破免疫耐受的方法

速览导引图

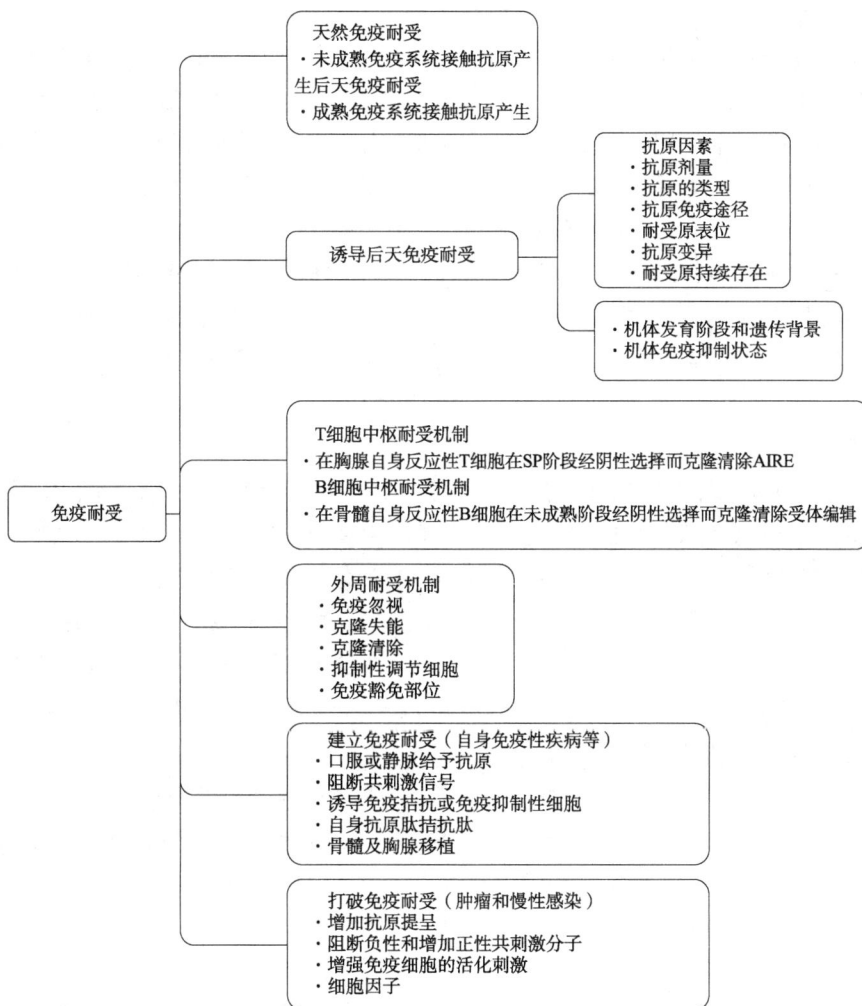

免疫耐受
- 天然免疫耐受
  - ·未成熟免疫系统接触抗原产生后天免疫耐受
  - ·成熟免疫系统接触抗原产生
- 诱导后天免疫耐受
  - 抗原因素
    - ·抗原剂量
    - ·抗原的类型
    - ·抗原免疫途径
    - ·耐受原表位
    - ·抗原变异
    - ·耐受原持续存在
  - ·机体发育阶段和遗传背景
  - ·机体免疫抑制状态
- T细胞中枢耐受机制
  - ·在胸腺自身反应性T细胞在SP阶段经阴性选择而克隆清除AIRE
  - B细胞中枢耐受机制
  - ·在骨髓自身反应性B细胞在未成熟阶段经阴性选择而克隆清除受体编辑
- 外周耐受机制
  - ·免疫忽视
  - ·克隆失能
  - ·克隆清除
  - ·抑制性调节细胞
  - ·免疫豁免部位
- 建立免疫耐受（自身免疫性疾病等）
  - ·口服或静脉给予抗原
  - ·阻断共刺激信号
  - ·诱导免疫拮抗或免疫抑制性细胞
  - ·自身抗原肽拮抗肽
  - ·骨髓及胸腺移植
- 打破免疫耐受（肿瘤和慢性感染）
  - ·增加抗原提呈
  - ·阻断负性和增加正性共刺激分子
  - ·增强免疫细胞的活化刺激
  - ·细胞因子

免疫系统接受某一抗原刺激后所表现的特异性低应答或无应答状态，叫免疫耐受。诱导耐受形成的抗原称为耐受原。已被耐受原致敏的机体再次接触同一抗原时，呈特异性免疫无应答状态，而对其他抗原的刺激仍具免疫应答的能力，因此免疫耐受是一种特殊的免疫应答，其特点有抗原特异性、诱导性、可转移性、记忆性和非遗传性。一旦耐受原消失或改变，免疫耐受状态即不存在。免疫耐受不同于免疫抑制或免疫缺陷，后者均是抗原非特异性的、对所有抗原的低反应性或无反应性。免疫耐受与免疫应答同样重要，二者有机结合以保证机体的免疫自稳。

免疫耐受对于机体的正常生理功能是非常重要的。中枢耐受赋予机体免疫系统区分"自己"和"非己"的能力，即对自身抗原不应答，而对外来抗原保持应答。外周耐受保证机体对外来抗原不会发生免疫应答过度。中枢和外周免疫耐受的缺乏，将导致机体发生自身免疫性疾病，如系统性红斑狼疮、类风湿关节炎、1型糖尿病等。其还与过敏性哮喘、炎症性肠病（inflammatory bowel disease，IBD）甚至孕妇流产相关。但是在肿瘤和病原体慢性持续性感染时，免疫耐受使机体对肿瘤或病原体不能产生有效的免疫应答，无法清除肿瘤或病原体。另外，肿瘤会诱导肿瘤微环境处于免疫耐受状态，逃避机体抗肿瘤免疫。

一、免疫耐受的分类和形成

（一）天然免疫耐受

胚胎期和新生期由于机体免疫系统还未发育成熟，此时接触自身抗原或外来抗原都将诱导对该抗原的免疫耐受，称之为天然免疫耐受。

人类对于免疫耐受的认识开始于天然免疫耐受现象。1945年科学家Owen首次报道了两头异卵双生的小牛出生后，各自体内存在有另一头小牛的不同血型的红细胞，称之为嵌合体。这是由于胚胎期共享胎盘，血液自然交换，导致两头小牛的不同红细胞抗原在胚胎早期就存在于另一个体血液中，诱导了免疫耐受。1957年科学家Medawar通过对新生期小鼠注射同种异体脾细胞，诱导出对同种异体的皮肤移植耐受。他用实验证明了新生期也可以诱导免疫耐受。现在我们知道诱导免疫耐受的关键，不是个体发育阶段，而是免疫系统的成熟状态，因为未成熟淋巴细胞接触抗原将导致克隆丢失，而成熟淋巴细胞克隆将被激活。胚胎期和新生期容易诱导耐受是因为这个阶段大多数淋巴细胞处于未成熟状态。出生后或免疫系统成熟后，在一定条件下接触某些抗原也能诱导产生免疫耐受，称之为后天免疫耐受。后天免疫耐受的形成和维持受抗原和机体因素的影响。

1. 抗原因素

（1）抗原剂量　低带耐受（T细胞耐受）和高带耐受（T和B细胞耐受）：抗原剂量太低或太高引起的耐受。一般来说，抗原剂量太低，不足以激活T和B细胞产生免疫应答，因为APC与T细胞相互作用时，细胞之间形成免疫突触的中央需要100个左右TCR-pMHC三联体复合物，T细胞才能活化。抗原剂量太高，则诱导应答细胞凋亡，或诱导抑制性细胞活化，抑制免疫应答，导致免疫耐受。低剂量抗原长期在机体存在易诱导耐受。例如，自身抗原低水平存在于机体，诱导自身反应性淋巴细胞产生免疫耐受，机体处于免疫忽视状态。临床可见慢性乙肝患者，由于乙肝病毒长时间低水平感染，诱导淋巴细胞产生免疫耐受后，机体不对乙肝病毒产生免疫应答，不能清除病毒，导致患者长年携带乙肝病毒。

B细胞免疫耐受及T细胞免疫耐受：通常TI抗原需高剂量才能诱导B细胞耐受，而TD抗原在低剂量和高剂量均能诱导耐受，低剂量TD抗原只诱导T细胞耐受，为低带耐受；而高剂量TD抗原能够诱导T和B细胞都耐受，为高带耐受。比较发现诱导T细胞耐受所需的抗原为TD抗原，所需剂量比诱导B细胞耐受要少1百至1万倍，耐受诱导期短（1~2天），耐受维持时间长（数月至数年）；而诱导B细胞耐受所需抗原为TD或TI，所需剂量大，耐受诱导期长（约70天），耐受维持期短（数周）。

完全免疫耐受和不完全免疫耐受：机体对耐受原的刺激，即无细胞免疫应答，也无体液免疫应答，称之为完全免疫耐受，是 T、B 细胞均耐受的结果；对耐受原刺激仅表现出低水平的细胞免疫应答或体液免疫应答，称之为不完全免疫耐受，是仅 T 细胞耐受或仅 B 细胞耐受的结果。仅细胞免疫耐受是 T 细胞耐受所致，而体液免疫耐受则可能是 T 细胞耐受或 B 细胞耐受所致，因为 T 细胞耐受后，B 细胞失去辅助不能活化，也表现为耐受。

（2）抗原的类型　一般小分子、可溶性、非聚合单体物质以及与机体遗传背景接近的物质，称为耐受原。例如，直接用 BSA 免疫动物可诱导免疫应答，产生抗 BSA 抗体。但将 BSA 离心去除其中多聚体，留下单体再免疫动物，则不能诱导机体产生抗体。又如，细菌的多聚鞭毛素能诱导抗体，而单体鞭毛素则不能，这是因为蛋白单体不易被 APC 摄取提呈，T 细胞不能活化，不能辅助 B 细胞产生抗体。另外，带有高密度重复表位的抗原，能与 B 细胞克隆表面 BCR 特异结合，导致受体交联后"冻结"，也诱导 B 细胞克隆耐受。

（3）抗原免疫途径　一般而言，口服和静脉注射容易诱导耐受，皮下和肌内注射易诱导免疫应答。口服抗原可以诱导肠免疫，但导致全身耐受，称之为耐受分离（split tolerance）。口服抗原经小肠下派尔集合淋巴结 DC、T 淋巴细胞及 B 细胞作用，产生 SIgA 为主的局部免疫，但同时诱导 Th2 或 Th3 活化，分别分泌 IL - 4、IL - 10 或 TGF - β，诱导全身耐受。另一方面，抗原经皮下和肌内注射易被 APC 摄取，诱导免疫应答，是计划免疫接种的主要接种方式。

（4）抗原表位的特点　抗原分子表位的数量和结构影响免疫耐受的诱导和维持。研究发现鸡卵溶菌酶蛋白 N 端氨基酸表位与诱导 Treg 活化相关，而 C 端则与诱导 Th 活化相关，去除蛋白 N 端 3 个氨基酸后失去诱导免疫耐受的表位，不能诱导免疫耐受。这种能诱导免疫耐受的表位，称之为耐受原表位（tolerogenic epitope）。

（5）抗原变异诱导耐受　野生型抗原发生变异后，针对野生型的免疫应答消失，而针对变异的抗原产生免疫耐受。原因是变异抗原仅占据 TCR 或 BCR，但没有活化信号产生，因此诱导 T 或 B 细胞耐受。变异的病毒抗原模拟野生型病毒抗原与特异性 TCR、BCR 结合，但不能产生活化信号，因此 T 或 B 细胞不能活化而凋亡。例如，人类免疫缺陷病毒（HIV）、丙型肝炎病毒（HCV）容易变异，使机体对其产生免疫耐受，进而导致机体不能清除这些病毒。

（6）耐受原持续存在　由于机体不断产生新的免疫活性细胞，需要耐受原刺激，因此持续存在的抗原易导致免疫耐受。有生命的耐受原（自身细胞、病毒、细菌等）可使已建立的免疫耐受不易消退，而没有生命的耐受原易被降解导致耐受的终止。

2. 机体因素

（1）机体发育阶段和遗传背景　免疫耐受最易在机体免疫系统未成熟阶段诱导产生，如胚胎期和新生期。免疫耐受的诱导胚胎期最易，新生期次之，成年期最难。通常成年期诱导免疫耐受所需抗原是未成熟期的 30 倍。由于人类新生儿的免疫系统较新生小鼠成熟得多，因此一出生就可以接种卡介苗等，而不会导致免疫耐受。

动物种属与品系不同，其遗传背景不同，对诱导免疫耐受影响较大。通常家兔、猴和有蹄类动物只在胚胎期能够诱导免疫耐受，而大鼠和小鼠在胚胎期和出生后均能诱导免疫耐受。有些人对某些病毒感染（如乙肝病毒）不产生抗体，表现为天然免疫耐受，这与个体遗传背景不同有关。

（2）机体免疫抑制状态　抗原单独使用难于诱导成年期耐受，借助免疫抑制措施可以诱导耐受。免疫抑制方法有：全身淋巴组织照射以杀死原有淋巴细胞，诱导类似新生状态；抗淋巴细胞血清，如抗 CD4 或抗 CD8 抗体清除或抑制 $CD4^+$ Th 或 $CD8^+$ CTL；环磷酰胺，主要抑制 T、B 淋巴细胞 DNA 复制；环孢素 A 主要抑制 T 细胞 IL - 2 基因转录；糖皮质激素，主要抑制炎性细胞因子的产生。器官移植患者术前和术后给予环孢素 A 或 FK - 506，诱导受者免疫耐受，降低对移植器官的免疫排斥。

二、免疫耐受产生机制

免疫耐受按其形成时期不同，分为中枢耐受（central tolerance）和外周耐受（peripheral tolerance）。中枢耐受是指在胚胎期和出生后，T、B 细胞在中枢免疫器官胸腺和骨髓发育时受自身抗原诱导所形成的自身耐受。外周耐受是指成熟的 T、B 细胞在外周免疫器官和组织淋巴结中遇到自身抗原或外源性抗原所诱导产生的耐受。中枢免疫耐受和外周免疫耐受产生的机制有所不同。

（一）中枢耐受

澳大利亚免疫学家 Burnet 认为，个体在胚胎期和新生期由于淋巴细胞尚未发育成熟，此时接触自身抗原，相应特异性淋巴细胞克隆不发生克隆增殖，反而被抑制的现象，为 "克隆禁忌"（clonal forbidden）。或通过阴性选择发生凋亡，即克隆清除（clonal deletion）。出生后接触同一抗原表现为无反应性，即自身抗原免疫耐受。Burnet 学说是目前中枢免疫耐受机制的基础。

1. T 细胞中枢耐受机制

克隆清除是 T 细胞中枢耐受的主要机制。胚胎期和新生期机体发育过程中未成熟 T 细胞，在胸腺与胸腺上皮细胞或 DC 提呈的自身抗原 – MHC 复合物高亲和力结合，被激活并发生凋亡被清除，称之为克隆清除。自身反应性 T 细胞克隆通过阴性选择被克隆清除，因此离开胸腺的成熟的 T 细胞均不对自身细胞和分子产生免疫应答，即自身耐受性。

自身免疫调节因子（autoimmune regulator，AIRE）是新近发现的一种转录调控因子，其能调控上千种自身抗原分子在胸腺上皮细胞表达，特别是调控组织特异性抗原分子（如胰岛素、甲状腺球蛋白等）在胸腺上皮细胞的异位表达。大量不同的自身抗原分子在胚胎早期表达于不同的胸腺上皮细胞，并被提呈给胸腺细胞，经阴性选择清除能结合组织特异性的自身反应性 T 细胞，产生针对这些组织细胞的免疫耐受。临床发现 AIRE 基因突变的个体，在童年或青春期将发生一种严重的遗传性自身免疫性疾病，叫多内分泌病 – 白色念珠菌病 – 外胚层营养不良症。患者临床表现为反复白色念珠菌感染（特别是口腔黏膜）、甲状旁腺功能低下、肾上腺功能不全等多个内分泌器官受累的症状。其原因是 AIRE 基因突变导致多种组织特异性抗原不能异位表达在胸腺上皮细胞，导致针对这些组织特异性的 T 细胞逃脱阴性选择而没有被清除，最终离开胸腺进入外周。

2. B 细胞中枢耐受机制

B 细胞中枢耐受发生在骨髓，其机制有克隆清除和受体编辑。克隆清除发生在 B 细胞发育的未成熟阶段，即开始表达完整 IgM 型 BCR 的阶段，此时 BCR 能与自身抗原高亲和力结合的 B 细胞克隆激活后凋亡，即克隆清除。

某些自身反应性 B 细胞克隆被自身抗原激活后，重新启动 BCR 另一个轻链基因重排，随后与重链组成新的 BCR，改变 BCR 的抗原特异性，不再与自身抗原结合，即受体编辑（receptor editing）。受体编辑主要涉及轻链，偶尔会涉及重链，正常情况下仅限骨髓中的 B 细胞，与骨髓微环境有关。

T 细胞耐受和 B 细胞耐受的比较见表 13 – 1。

表 13 – 1　T 细胞耐受与 B 细胞耐受

	T 细胞耐受	B 细胞耐受
耐受原	TD – Ag	TI – Ag、TD – Ag
抗原剂量	低或高	高
耐受诱导时间	较短（24 小时）	较长（1 ~ 2 周）
耐受维持时间	较长（数月）	较短（数周）

续表

	T 细胞耐受	B 细胞耐受
耐受类型	多为完全耐受	多为不完全耐受
耐受形成难易	较易	较难
中枢耐受发生部位	胸腺	骨髓
自身耐受中枢机制	阴性选择、克隆清除	阴性选择、克隆清除、受体编辑

（二）外周耐受机制

中枢耐受机制并不能清除所有的自身反应性淋巴细胞，这是因为并非所有组织特异性抗原都能在中枢免疫器官表达。例如，神经髓鞘碱性蛋白在骨髓和胸腺没有表达，其对应的自身反应性淋巴细胞没有克隆清除。或者由于自身抗原结合淋巴细胞的亲和力太低，逃脱了阴性选择，未能被克隆清除。这些未经历中枢耐受机制的自身反应性淋巴细胞，从胸腺溢出进入外周，有可能在外周免疫耐受机制作用下被清除或被功能抑制，也有可能成为自身免疫病的发病原因。目前有关外周免疫耐受机制不很明确。

1. 免疫忽视

机体存在有自身抗原，而自身反应性 T、B 细胞克隆未察觉到，与自身抗原共存，不导致自身免疫性疾病，称之为免疫忽视（immunological ignorance）。可能原因是：自身抗原表达量低或亲和力低不足以产生 T、B 细胞活化的第一信号；自身抗原不能被 APC 加工提呈给 T 细胞克隆识别；生理屏障将自身反应性细胞与自身抗原隔离，但一旦自身抗原从免疫隔离部位释放出来，就会导致自身免疫性疾病，如交感性眼炎的发生。

2. 克隆失能

通常从中枢溢出到外周的自身反应性 T、B 细胞克隆处于不活化状态，不能被有效的活化，称之为克隆失能（clonal anergy）。T、B 细胞克隆失能的原因可能是：不成熟 DC（iDC）提呈自身抗原的结果；共刺激分子缺失导致第二信号缺失；T 细胞表面 CTLA-4、PD-1 等抑制性分子的抑制作用，导致 T 细胞不能充分活化，处于失能状态。

克隆失能的自身反应性淋巴细胞，在有高水平外来 IL-2 或共刺激分子存在的条件下，可能活化增殖导致自身免疫性疾病。另外，长期自身可溶性单体抗原与 BCR 结合，BCR 被占用但没有交联，导致自身反应性B 细胞不能被活化而表现为克隆失能。

3. 克隆清除

外周耐受机制也存在克隆清除，但与中枢克隆清除机制有所不同。外周成熟的自身反应性 T 细胞在遇到高水平自身抗原时，能通过高表达 FasL 或 Fas，经 Fas/FasL 途径诱导自身反应性 T 细胞凋亡，是维持外周 T细胞耐受的主要机制。外周 B 细胞被自身抗原激活高表达 Fas，与高表达 FasL 的 T 细胞作用，诱导高表达 Fas的 B 细胞凋亡，维持 B 细胞耐受。另外，高水平自身抗原诱导 BCR 广泛交联和冻结，也会导致 B 细胞凋亡、克隆清除。

4. 免疫调节细胞

免疫调节细胞在外周免疫耐受形成中发挥重要作用，如 nTreg、iTreg、Breg、DCreg、髓源性抑制细胞（myloid-derived suppressor cell，MDSC）等。nTreg 来源于胸腺，可能是与自身抗原-MHC 中等亲和力结合的某些胸腺细胞没有阴性选择清除，最终发育成熟、输出至外周。其主要作用是通过直接接触和分泌抑制性细胞因子，在外周发挥抑制自身反应性淋巴细胞，防止自身免疫性疾病的发生。iTreg 是在外周由初始 T 细胞诱导产生，主要分泌 IL-10、TGF-β 发挥抑制作用。

5. 免疫豁免

机体的脑、眼前房、胎盘等部位，由于免疫细胞不能到达或者这些部位处于免疫抑制微环境，如果进行同种异体组织的移植，通常不会发生移植排斥，称之为免疫豁免部位（immunological privilege site）。原因是：生理屏障（如血 - 脑屏障、血 - 胎屏障）使自身反应性 T、B 细胞不能进入免疫豁免区；豁免区局部存在免疫抑制微环境，如眼前房存在抑制性细胞因子 TGF - β 和调节性细胞 Treg；局部 Th2 型免疫偏离，如孕妇胎盘 Th2 型免疫偏离产生 IL - 4、IL - 10 抑制免疫，有利于胎儿不被排斥；豁免部位局部细胞表达 FasL，结合自身反应性淋巴细胞表达的 Fas，诱导自身反应性淋巴细胞凋亡。

胎盘的母胎耐受机制是：绒毛膜滋养细胞高表达 HLA - G，其与 NK 细胞和 CTL 表面抑制性受体结合，抑制 NK 和 CTL 对胎盘的免疫攻击；母胎界面高表达吲哚双加氧酶（IDO），通过分解色氨酸，抑制 T 细胞活化。

三、免疫耐受与临床医学

目前发现越来越多的自身免疫性疾病的发生与机体生理性免疫耐受的终止有关，因此重建机体对于自身抗原的免疫耐受至关重要。例如对于超敏反应的患者，可应用小剂量改造过的自身抗原，改变进入途径进行多次免疫诱导耐受；而在肿瘤和某些慢性感染性疾病发生时，机体产生免疫耐受阻止了免疫应答对肿瘤和病原体的清除，因此打破免疫耐受非常重要。

（一）建立免疫耐受

1. 口服或静脉给予抗原

实验性变态反应性脑脊髓炎（experimental autoimmune encephalomyelitis，EAE）是 T 细胞介导自身免疫病的小鼠模型，是由针对自身髓鞘碱性蛋白（myelin basic protein，MBP）的 CD4[+] Th1 细胞活化，产生炎症反应导致中枢神经系统脱髓鞘疾病，人类类似疾病有多发性硬化症和急性弥漫性脑脊髓炎。静脉注射 MBP 能诱导小鼠 EAE，但如果在静脉注射前口服 MBP，将诱导肠道局部的免疫应答产生 Th2 或 Th3，释放 IL - 4 或 TGF - β 抑制全身免疫，此时再静脉注射 MBP 不会诱导 EAE。同理，临床用口服胰岛素诱导免疫耐受，治疗非肥胖性糖尿病（NOD）；用口服 HSP65 治疗类风湿关节炎。口服耐受的机制可能是高剂量抗原诱导 T 细胞失能或克隆清除，低剂量可能诱导局部产生 Treg。

静脉注射大剂量可溶性抗原或单体抗原，也可诱导免疫耐受。而术前静脉注射供者血细胞，也能使受者建立一定的免疫耐受，减低移植排斥反应，这可能是供者 T、B 细胞缺乏共刺激分子诱导克隆失能或 AICD 诱导克隆清除。

2. 阻断共刺激信号

利用 CTLA - 4/Ig 融合蛋白阻断 CD28 与 B7 的结合，抗 CD40L 抗体阻断 CD40L 与 CD40 的结合，抗 LFA - 1 抗体阻断 LFA - 1 与 ICAM - 1 的结合，都是阻断第二信号产生，诱导自身反应性淋巴细胞的克隆失能。

3. 诱导免疫拮抗或免疫抑制性细胞

诱导机体产生拮抗性免疫细胞从而缓解疾病。例如，小鼠 EAE 主要由 Th1 型细胞致病，因此诱导 Th2 免疫偏离来拮抗和抑制 Th1 型炎症反应。还可以利用独特型 - 抗独特型网络，诱导产生针对 Th1 的 TCR 独特型的抗独特型细胞克隆，拮抗和抑制 Th1 型炎症反应。

给小鼠模型输入 CD4[+] CD25[+] Treg 细胞，能有效抑制效应细胞活化从而有利于建立免疫耐受。例如，系统性红斑狼疮（SLE）小鼠模型，CD4[+] CD25[+] Treg 数量明显减少，因此体外扩增自身 Treg 后大量回输，病情有明显缓解。还可以输入耐受性 DC（iDC），诱导致病性 T 细胞失能或克隆清除，或者诱导 Treg 细胞产生，建立免疫耐受。

4. 自身抗原肽拮抗肽

将引起疾病的自身抗原肽的结构稍加改变，使其成为拮抗肽与自身抗原肽竞争，从而阻止自身抗原肽结合自身反应性 T 或 B 细胞的 TCR 或 BCR。次外，拮抗肽也可以只与自身抗原肽竞争性结合 MHC 分子，但不能活化自身反应性 T 细胞。拮抗肽在小鼠 EAE 和类风湿关节炎模型的治疗均有效。

5. 骨髓或胸腺移植

由于阴性选择针对的是未成熟的 T、B 细胞，因此移植骨髓和胸腺组织，容易诱导耐受。例如，实体器官（如肾脏）移植前一天，给受者输注供者骨髓细胞形成微嵌合体（chimerism），即供者少量骨髓细胞与受者的骨髓细胞共存于受体，微嵌合体可以预防移植物抗宿主反应（GVHR），还可延长移植物存活。但是具体机制不清。可能这种嵌合体状态时供者和受者的骨髓或胸腺细胞作为阴性选择场所，诱导对彼此抗原的免疫耐受，因此 GVHR 反应不发生。

虽然免疫抑制剂的应用大大地提高了器官移植的效果，但由于免疫抑制剂是非特异性抑制免疫系统，其药物毒性以及整个免疫系统被抑制的副作用非常大。而免疫耐受是针对特异性抗原诱导的耐受，因此将来有可能通过建立特异性的免疫耐受，使器官移植患者摆脱免疫抑制剂的终身使用、肾脏和心脏的损伤以及机会病原体的致死性感染和肿瘤的发生。

（二）打破免疫耐受

免疫耐受有利于肿瘤逃逸和病原体慢性持续性感染，因此打破免疫耐受，恢复机体抗肿瘤和抗感染免疫应答，清除肿瘤细胞和病原体。原则上，与建立免疫耐受相反的方法均可打破免疫耐受。

1. 增加抗原提呈

改变耐受原的可溶性状态，有利于 APC 摄取抗原诱导免疫应答。给予 GM-CSF 促进 iDC 成熟；添加免疫佐剂刺激 DC 表面 TLR，或提高 DC 的 MHC-Ⅱ类分子表达，均可增强 DC 提呈功能。

2. 阻断负性共刺激分子和增强正性共刺激分子

一方面用负性共刺激分子的单抗阻断其对 T 细胞的抑制作用。例如，临床化疗联合抗 PD-1 单抗治疗结肠癌效果显著；联合抗 CTLA-4 和抗 PD-L1 的封闭抗体治疗人类非小细胞性肺癌（NSCLC）时，发现激活了不同的 T 细胞亚群，目前有较好的疗效。另一方面用正性共刺激分子单抗。例如，抗 CD40、抗 4-1BB、抗 OX-40 激动型抗体，增强 T 细胞和 B 细胞活化的第二信号。

用糖皮质激素诱导的肿瘤坏死因子受体家族相关分子（GITR）的激动型单抗（DTA-1）能激活 GITR 分子，从而抑制 $CD4^+CD25^+$ Treg 的功能，促进正性免疫应答。在小鼠移植模型中，DTA-1 可逆转 Treg 细胞的抑制作用，导致急性移植排斥反应。

3. 增强免疫细胞的活化

通常肿瘤细胞表面抗原表达水平低下、免疫原性弱，容易诱导免疫耐受。另外肿瘤细胞的 MHC-Ⅰ类分子丢失，逃避 $CD8^+$ CTL 的杀伤。因此人工合成肿瘤特异性抗原（TSA）和肿瘤相关抗原（TAA）作为免疫原，加强抗肿瘤 $CD8^+$CTL 活化的第一信号；应用 MHC、B7、CD40 基因转染的自体瘤细胞免疫患者，也能加强第一、二信号，打破免疫耐受。

4. 细胞因子

给予 IFN-γ 和 IL-12 能增强病原体慢性感染病人的 Th1 和 $CD8^+$CTL 的免疫应答，给予 GM-CSF 利于诱导 DC 成熟，利于病原体清除。肿瘤微环境产生 TGF-β 抑制机体免疫系统的功能，因此用抗 TCF β 单抗能提高机体抗肿瘤免疫。

（陈欲晓）

第十四章 免疫调节

重点	免疫调节的概念、分类，分子、细胞及整体和群体水平免疫调节的方式和作用
难点	激活性受体和抑制性受体的免疫调节作用，活化诱导的细胞死亡（AICD），独特型－抗独特型网络的免疫调节作用
考点	分子水平免疫调节的方式和作用，AICD，T 细胞亚群的免疫调节作用，整体水平的免疫调节作用

速览导引图

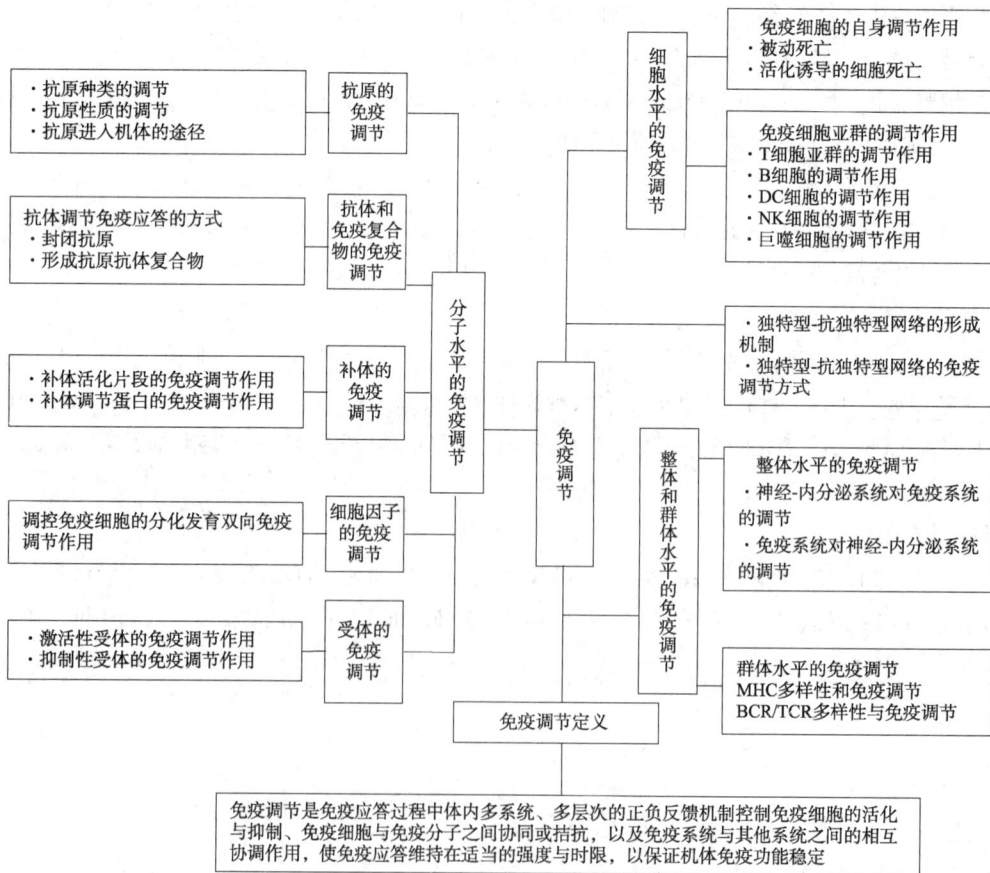

免疫应答是机体免疫系统接受抗原刺激并发挥生物学效应的全过程。在此过程中，免疫系统从识别"抗原"启动应答，到感知应答产物及应答过程中自身成分变化的信息，并对感知到的信息进行加工处理，然后作出反馈性调节，使免疫应答维持在适度水平，从而维持机体内环境的稳定。免疫调节包括正、负调节，涉及分子、细胞、整体及群体等不同水平的调节作用。本章重点从分子水平、细胞水平及整体和群体水平阐述免疫调节作用。

一、分子水平的免疫调节

（一）定义与分类

1. 免疫调节

指免疫应答过程中体内多系统、多层次的正负反馈机制控制免疫细胞的活化与抑制、免疫细胞与免疫分子之间协同或拮抗，以及免疫系统与其他系统之间相互协调作用，使免疫应答维持在适当的强度与时限，以保证机体免疫功能稳定。免疫调节机制一旦发生障碍，免疫功能必定会出现异常，最终导致免疫性疾病的发生。

2. 免疫调节

主要包括分子水平、细胞水平、整体和群体水平的免疫调节。

（二）分子水平免疫调节的主要分类

抗原的免疫调节作用、抗体和免疫复合物的免疫调节作用、补体的免疫调节作用、细胞因子的免疫调节作用以及激活性受体和抑制剂受体的免疫调节作用。

1. 抗原的免疫调节作用

（1）抗原种类的调节　不同性质的抗原可诱导不同类型的免疫应答。例如，胞内微生物主要诱导细胞免疫应答；胞外微生物主要诱导体液免疫应答。

（2）抗原剂量的免疫调节作用　在一定范围内，免疫应答随抗原剂量的递增而增加。适量的抗原诱导免疫应答，过高或过低往往诱导免疫耐受。

（3）抗原进入机体的途径对免疫应答的影响　皮下或皮内接种可激发较强的免疫应答，而静脉注射、口服或喷雾易诱导免疫耐受。

2. 抗体和免疫复合物的免疫调节作用

抗体可通过两个方面调节免疫应答。

（1）封闭抗原　阻断抗原与 BCR 结合从而负向调控免疫应答。

（2）形成抗原抗体复合物

1）免疫复合物中抗体与 B 细胞相互作用：抗体与抗原结合形成的免疫复合物可通过 Fc 段和 B 细胞表面的 Fc 受体结合，介导 Fc 受体和 BCR 的交联，抑制 B 细胞的活化；抗体抗原免疫复合物、补体片段结合后与 B 细胞共受体中的 CD21 分子结合，通过 CD19 传递信号，促进 B 细胞的活化。

2）免疫复合物中的抗体借助其 Fc 段与 FcR 结合发挥作用：通过增强 APC 的摄取抗原或其他吞噬细胞的清除抗原作用正、负调节免疫应答。

3. 补体的免疫调节作用

（1）补体调节蛋白的免疫调节作用　补体调节蛋白通过调控补体激活途径各关键环节来调控补体活化的强度和范围。

（2）补体活化片段的免疫调节作用　APC 和 B 细胞等免疫细胞表面存在多种补体活化片段，可通过与其相应的受体结合而发挥免疫调节作用。包括补体片段的调理作用、补体片段的清除免疫复合物的作用以及补体片段与 B 细胞共受体的作用。

（3）细胞因子的免疫调节作用　主要与调节机体的造血功能、免疫调节和免疫应答类型有关。

1）细胞因子调控免疫细胞的分化发育：多种细胞因子可参与调控造血干细胞的分化。例如，IL-3、IL-7、IL-11等可促进淋巴样干细胞的分化；IL-3、EPO、TPO、G-CSF等可促进髓样干细胞的分化。

2）细胞因子的双向免疫调节作用：不同的细胞因子可显示不同的免疫调节作用。①正调节作用，如IFN-γ可促进APC表达MC分子，从而促进抗原提呈及T细胞活化；IL-2、IL-4、IL-5、IL-6等促进B细胞活化、增殖与分化。②负调节作用，如IL-10及TGF-β可显著抑制单核-巨噬细胞及T细胞的功能。

3）细胞因子调控免疫应答类型：局部微环境中细胞因子不同，可诱导Th0细胞朝不同方向分化。IL-12可诱导Th0细胞向Th1分化，介导细胞免疫；IL-4可诱导Th0细胞向Th2分化，介导体液免疫。

4. 激活性受体和抑制性受体的免疫调节作用

多种免疫细胞表面均表达功能相反的两类受体，即激活性受体和抑制性受体，见表14-1。其中激活性受体胞质区含免疫受体酪氨酸活化基序（ITAM），抑制性受体胞质区含免疫受体酪氨酸抑制基序（ITIM），可分别募集带有SH$_2$结构域的蛋白质酪氨酸激酶（PTK）或蛋白酪氨酸磷酸酶（PTP）。PTK能促使带有酪氨酸的蛋白发生磷酸化，启动激酶活化的级联反应而产生活化信号；PTP的作用恰好相反，可使已发生磷酸化的酪氨酸分子上的磷酸根去除（去磷酸化）而终止活化信号的转到，从而有效地发挥对免疫应答的正、负调节作用。如TCR和CD28是表达于T细胞表面的激活性受体，T细胞通过TCR识别抗原肽MHC复合物来获得活化的第一信号，CD28则与AFC表面的B7分子结合提供T细胞活化的第二信号。CTLA-4是表达在T细胞表面的抑制性受体，CTLA-4与CD28分子高度同源，其配体也是B7分子，且CTLA-4与B7结合的亲和力高于CD28。CTLA-4仅表达于活化的T细胞表面，随着T细胞活化，CTLA-4表达逐渐升高，并与CD28竞争性结合B7启动抑制信号，抑制T细胞表达IL-2和IL-2受体，使活化的T细胞停止增殖，从而负调控细胞免疫应答。

表14-1 免疫细胞的激活性受体和抑制性受体

免疫细胞	激活性受体	抑制性受体
T细胞	TCR, CD28	CTLA-4, PD-1
B细胞	BCR	FcγRⅡ-B, CD22
NK细胞	NCR, CD16	KIR, CD94/NKG2A
δγT细胞	Vγ9Vδ2 TCR	CD94/NKG2A
肥大细胞	FcεRⅠ	FcγRⅡ-B

二、细胞水平的免疫调节

细胞水平免疫调节的主要分类是免疫细胞的自身调节作用、免疫细胞亚群的免疫调节作用以及独特型-抗独特型网络的免疫调节作用。

（一）免疫细胞的自身调节作用

1. 作用

免疫应答后期，活化后的T细胞通过启动线粒体凋亡通路发生被动死亡及活化诱导的细胞死亡被清除掉，从而控制免疫应答的强度。

2. 被动死亡

免疫应答后期，随着抗原被清除，活化后的T细胞由于缺乏抗原和其他信号刺激，进而启动线粒体凋亡通路被清除。

3. 活化诱导的细胞死亡

主要由Fas和FasL结合实现。Fas广泛存在于包括淋巴细胞在内的多种细胞表面，FasL主要分布在活化后的 T 细胞表面，亦可分泌或脱落至细胞外。在免疫应答的后期，Fas 阳性的 T 细胞可以结合自身表达的 FasL 或脱落的 FasL，或者与邻近 T 细胞表面的 FasL 结合，通过自杀或他杀的方式激活凋亡通路被清除。活化后的 B 细胞也高表达 Fas，可以结合活化后 T 细胞表面的 FasL，诱导 AICD 途径被清除。

（二）免疫细胞亚群的免疫调节作用

1. T 细胞亚群的免疫调节作用

Th1 和 Th2 细胞分别参与细胞免疫和体液免疫应答，Th1 和 Th2 细胞能产生不同的细胞因子，这些细胞因子不仅决定细胞亚群的功能，还彼此负调控对方的分化、增殖和功能，使得两者互为抑制性细胞，形成对机体细胞免疫和体液免疫的反馈性调节网络。Th1 和 Th2 细胞平衡是维持机体自身稳定的重要机制，任一亚群比例过高或活性过强，均可导致特定类型免疫应答及效应呈优势，称为免疫偏离（immune derivation）。根据 Th1 和 Th2 细胞相互负调节的特点，可对相关疾病进行干预，如应用 IFN - γ 对麻风杆菌感染者进行治疗，可抑制 Th2 细胞亚群的增殖，同时促进 Th1 细胞亚群的增殖，使患者体内两种细胞的比例发生逆转，促使主宰细胞免疫的 Th1 发挥功能，杀伤寄生于胞内的麻风杆菌。

2. 调节性 T 细胞（Treg）的免疫调节作用

（1）作用　调节性 T 细胞是一类具有负调节作用的 T 细胞亚群，包括 CD4 调节性 T 细胞、CD8 调节性 T 细胞、NKT 细胞和双阴性 T 细胞。根据其来源可分为在胸腺内分化而成的自然调节性 T 细胞和在胸腺外诱导产生的适应性调节性 T 细胞，在维持机体自身稳定、防止自身免疫性疾病和抑制排异反应的发生中发挥重要作用，并参与肿瘤免疫逃逸。

（2）自然调节性 T 细胞（nTreg）　即 $CD4^+$ $CD25^+$ Treg 细胞，本身缺乏增殖能力，但具有天然的免疫抑制作用，可抑制 $CD4^+$ 或 $CD8^+$ T 细胞的活化、增殖，并能抑制初始 T 细胞和记忆 T 细胞的功能。作用机制包括通过细胞间接触抑制和分泌抑制性细胞因子发挥负调控作用。nTreg 在维持免疫自稳中发挥重要作用，其功能缺陷与自身免疫病等病理过程密切相关。

（3）适应性或诱导型调节性 T 细胞（aTreg 或 iTreg）　此类调节性 T 细胞并非天然存在，是在小剂量抗原或免疫抑制性细胞因子诱导下由外周幼稚 T 细胞发育而成。包括 Tr1 和 Th3 等细胞，主要通过分泌抑制性细胞因子如 IL - 10 和 TGF - β 来发挥免疫负调控作用。

3. B 细胞的免疫调节作用

B 细胞不仅是抗体产生细胞，还是抗原提呈细胞。主要通过下列方式来参与免疫调节。

（1）浓集抗原　作为抗原提呈细胞，利用 BCR 特异性摄取抗原，起到浓集抗原的作用，弥补其他抗原提呈细胞对低浓度抗原提呈功能的不足。

（2）产生抗体　作为抗体产生细胞，产生的抗体可通过抗原抗体复合物形式调节免疫应答。

（3）调节性 B 细胞（regulatory B cell，Breg）　近年来发现的一种新的 B 细胞亚群，主要通过分泌抑制性细胞因子（IL - 10 或 TGF - β 等）抑制过度炎症反应，并可介导免疫耐受；除此之外，Breg 还可在某些慢性炎症疾病（如肠炎、类风湿关节炎、多发性硬化症）、感染和肿瘤等的发生发展中发挥重要免疫调节作用。

4. DC 的免疫调节作用

体内存在一类可负向调控免疫应答并维持免疫耐受的调节性 DC（regulatory DC，DCreg），通过细胞间接触、分泌抑制性细胞因子、诱导 Treg 分化以及分泌免疫负调节的酶类物质等方式来发挥负调控作用，在维持肠道耐受、肿瘤免疫耐受、母胎耐受中发挥重要作用。

5. 巨噬细胞的免疫调节作用

巨噬细胞属于异质性细胞群，根据活化状态和功能可分为 M1 型细胞和调节性 M2 型细胞。M2 型细胞抗原提呈作用能力较弱，主要通过分泌抑制性细胞因子（IL – 10、TGF – β 等）负向调控免疫应答。

6. NK 细胞的免疫调节作用

NK 作为固有免疫细胞，在免疫监视和早期抗感染免疫的过程中发挥重要作用。活化的 NK 细胞也可通过分泌细胞因子和细胞毒作用对免疫应答进行正负调节。近年来发现体内可能也存在调节性 NK 细胞。

（三）独特型 – 抗独特型网络的免疫调节作用

1. 独特型 – 抗独特型网络及其形成

抗原可刺激机体产生特异性抗体（Ab1），不同的 B 细胞克隆产生的抗体 V 区是不同的，其 V 区也可作为抗原刺激机体产生特异性抗体（Ab2）。Ab2 根据其针对的 V 区位置不同，分为半抗原非抑制性 Ab2（Ab2α）、抗原的内影像 Ab2（Ab2β）以及半抗原抑制性 Ab2（Ab2γ）。Ab2 又可以诱导机体产生 Ab3，乃至 Ab4、Ab5，从而形成一个相互制约、相互连锁和多层次级潜在的网络。在抗原进入机体之前，体内已经存在了特异性抗体 Ab2 等，但数量远未达到能够引起连锁反应的阈值，故独特型 – 抗独特型网络保持相对平衡。

除了抗体的独特型 – 抗独特型网络之外，T、B 细胞的 TCR、BCR 结构属于免疫球蛋白超家族成员，也可激活机体产生产生抗体，故机体内也存在独特型 – 抗独特型细胞网络。

2. 免疫调节作用

当抗原进入机体，刺激机体产生 Ab1，诱导产生 Ab2，而 Ab2β 和 Ab2γ 分别对 Ab1 进行正向和负向的调节，同时诱导机体产生 Ab3，如此延续，反应逐级递减，直到建立新的平衡。独特型 – 抗独特型细胞网络作用方式与之相似，T、B 细胞上也有独特型 – 抗独特型细胞网络。

独特型 – 抗独特型网络是机体免疫调节的重要机制，其功能紊乱可导致自身免疫病的发生。

三、整体和群体水平的免疫调节

（一）整体水平的免疫调节

1. 定义

机体各系统相互协调、相互制约，构成一个有机的整体。免疫系统在行使功能的时候，除了受到免疫系统内各因素的调节作用之外，还受到其他系统的调节和影响，其中神经 – 内分泌系统的调节作用最为重要。神经 – 内分泌系统对免疫系统有调控作用，反之免疫系统对神经 – 内分泌系统亦产生影响。

2. 神经 – 内分泌系统对免疫系统的调节作用

研究证明几乎所有的细胞上都有不同的神经递质及内分泌激素受体，神经 – 内分泌系统主要通过神经纤维、神经递质和激素发挥免疫调节作用。

3. 免疫系统对神经 – 内分泌系统的调节作用

免疫系统通过分泌细胞因子和胸腺素，作用于相应神经 – 内分泌系统组织细胞上表达的细胞因子受体及胸腺素受体，进而发挥调节神经 – 内分泌系统的功能。

总之，神经 – 内分泌系统与免疫系统相互影响、相互调节，共同维护机体内环境的平衡。

（二）群体水平的调节作用

1. 定义

由于自然选择和物种进化，人类形成了复杂的 MHC 多态性和 BCR/TCR 多样性，从而在群体水平对免疫应答进行调节。

2. MHC 多态性和免疫调节

群体中不同个体所携带的 MHC 等位基因型别不同，所编码的 MHC 分子结合特定抗原肽的能力也不同，其免疫应答能力不同。MHC 基因对免疫应答的影响在群体水平上赋予物种极大的适应和应变能力，从而实现群体水平的免疫调节。这种个体差异赋予物种极大的应变能力，使物种得以延续。

3. BCR/TCR 多样性与免疫调节

BCR/TCR 多样性赋予 B、T 细胞能与自然界"无数"抗原反应的能力，也使不同群体对不同抗原的应答类型及强度不同。

（罗怀青）

第十五章 超敏反应

重点	临床常见的各型超敏反应性疾病、I型超敏反应的防治原则
难点	各型超敏反应的发生机制
考点	临床常见的超敏反应疾病

速览导引图

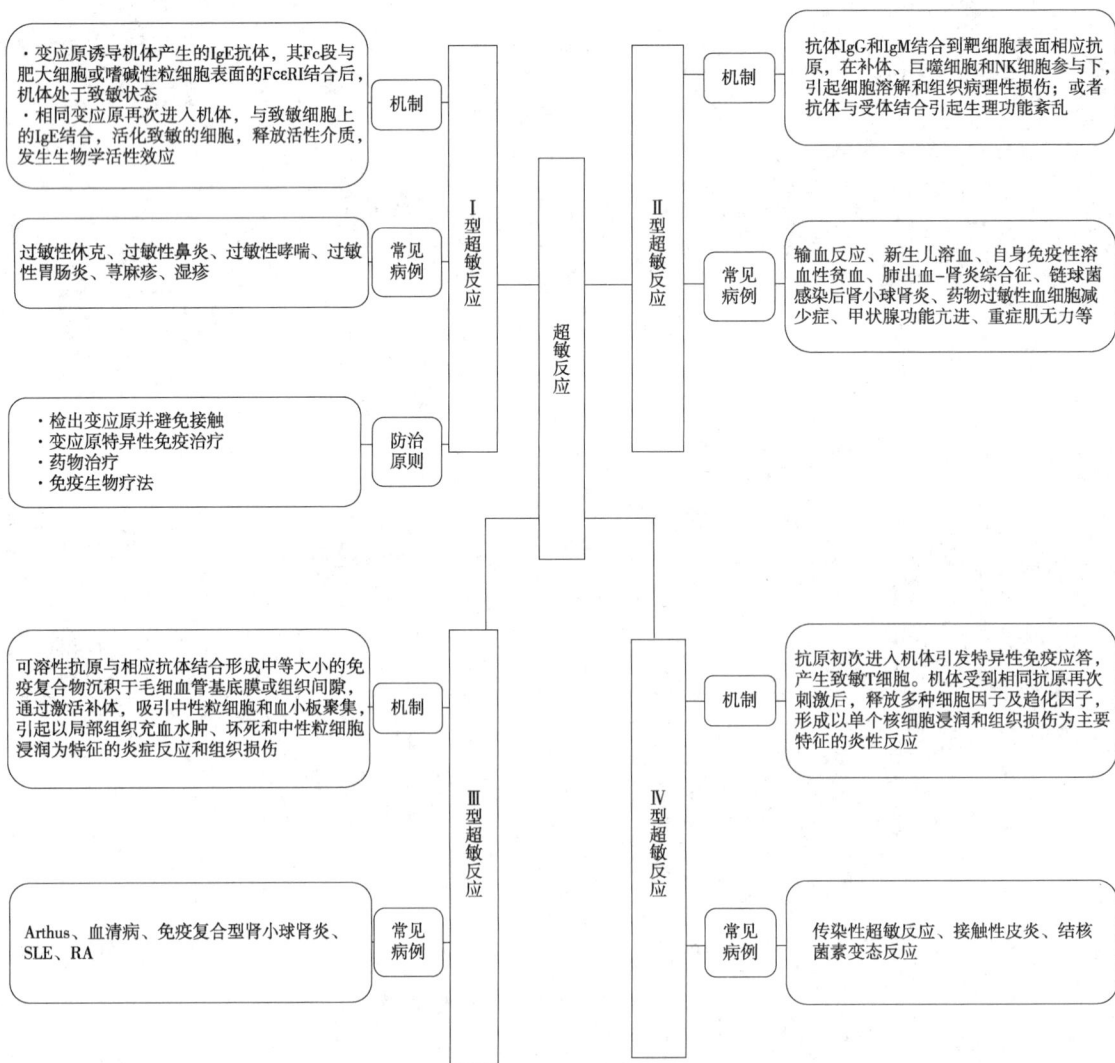

· 变应原诱导机体产生的IgE抗体，其Fc段与肥大细胞或嗜碱性粒细胞表面的FcεRI结合后，机体处于致敏状态
· 相同变应原再次进入机体，与致敏细胞上的IgE结合，活化致敏的细胞，释放活性介质，发生生物学活性效应

机制（I型超敏反应）

过敏性休克、过敏性鼻炎、过敏性哮喘、过敏性胃肠炎、荨麻疹、湿疹

常见病例（I型超敏反应）

· 检出变应原并避免接触
· 变应原特异性免疫治疗
· 药物治疗
· 免疫生物疗法

防治原则（I型超敏反应）

抗体IgG和IgM结合到靶细胞表面相应抗原，在补体、巨噬细胞和NK细胞参与下，引起细胞溶解和组织病理性损伤；或者抗体与受体结合引起生理功能紊乱

机制（II型超敏反应）

输血反应、新生儿溶血、自身免疫性溶血性贫血、肺出血-肾炎综合征、链球菌感染后肾小球肾炎、药物过敏性血细胞减少症、甲状腺功能亢进、重症肌无力等

常见病例（II型超敏反应）

超敏反应

可溶性抗原与相应抗体结合形成中等大小的免疫复合物沉积于毛细血管基底膜或组织间隙，通过激活补体，吸引中性粒细胞和血小板聚集，引起以局部组织充血水肿、坏死和中性粒细胞浸润为特征的炎症反应和组织损伤

机制（III型超敏反应）

Arthus、血清病、免疫复合型肾小球肾炎、SLE、RA

常见病例（III型超敏反应）

抗原初次进入机体引发特异性免疫应答，产生致敏T细胞。机体受到相同抗原再次刺激后，释放多种细胞因子及趋化因子，形成以单个核细胞浸润和组织损伤为主要特征的炎性反应

机制（IV型超敏反应）

传染性超敏反应、接触性皮炎、结核菌素变态反应

常见病例（IV型超敏反应）

超敏反应（hypersensitivity）是指机体受到某些抗原刺激时，出现生理功能紊乱或组织细胞损伤等异常的适应性免疫应答。根据超敏反应发生机制和临床特点，将其分为Ⅰ、Ⅱ、Ⅲ、Ⅳ四型：Ⅰ型超敏反应即速发型超敏反应；Ⅱ型超敏反应，即细胞毒型或细胞溶解型超敏反应；Ⅲ型超敏反应，即免疫复合物型或血管炎型超敏反应；Ⅳ型超敏反应，即迟发型超敏反应。

一、Ⅰ型超敏反应

Ⅰ型超敏反应（type Ⅰ hypersensitivity），又称变态反应（allergen）或速发型超敏反应。其特点是：①由IgE介导，肥大细胞和嗜碱性粒细胞释放生物活性介质引起的局部或全身反应；②发生快，消退亦快；③常引起生理功能紊乱，几乎不发生严重组织细胞损伤；④具有明显个体差异和遗传倾向。

（一）发生机制

1. 参与的主要成分

（1）抗原（变应原） ①吸入性变应原，如花粉颗粒、尘螨排泄物动物皮毛等；②食入性变应原，如奶、蛋、鱼虾等食物蛋白和肽类物质；③注入性变应原，如青霉素、普鲁卡因等药物变应原等；④接触性变应原，如植物提取物、工业产品等。

（2）IgE（变应素） IgE为亲细胞性抗体，其Fc段与肥大细胞或嗜碱性粒细胞表面的FcεRI结合，使机体处于致敏状态。IgE主要由鼻咽、扁桃体、气管和胃肠道黏膜下固有层淋巴组织中的B细胞产生，这些部位也是变应原易于侵入引发过敏反应的部位。

（3）参与细胞 包括肥大细胞、嗜碱性粒细胞和嗜酸性粒细胞。肥大细胞广泛分布于皮肤、黏膜下层结缔组织的微血管周围，以及内脏器官黏膜下。嗜碱性粒细胞主要存在于外周血中，数量较少。嗜酸性粒细胞主要分布于呼吸道、消化道和泌尿生殖道黏膜上皮下的结缔组织内，循环血中仅有少量存在。

（4）参与Ⅰ型超敏反应的介质 ①颗粒内预先形成的贮存介质，如组胺、激肽原酶、嗜酸性粒细胞趋化因子等；②细胞内新合成的介质，如白三烯、前列腺素D_2、血小板活化因子等。

2. 发生过程

（1）致敏阶段 变应原进入机体后，诱导特异性B细胞产生IgE类抗体应答。IgE的Fc段与肥大细胞或嗜碱性粒细胞的FcεRI结合，维持数月。

（2）发敏阶段 两个或两个以上相邻IgE分子与同一多价变应原结合后，细胞表面的FcεRI发生桥联反应，导致细胞释放颗粒内容物，如组胺、激肽原酶，并能新合成一些活性介质如白三烯、前列腺素D2、血小板活化因子和细胞因子等。

（3）效应阶段 生物活性介质与效应器官上相应受体结合后，引起局部或全身过敏反应。生物学效应如下。①扩张毛细血管，增加血管通透性；②刺激平滑肌收缩；③使腺体分泌增加；④趋化性炎性细胞，促进局部炎症反应。

（二）Ⅰ型超敏反应的易感因素

1. 遗传因素

Ⅰ型超敏反应性疾病是一种受多基因影响的疾病。目前已发现与其发病相关的候选易感基因有：位于染色体11q12-13编码FcεRIβ链的基因多态性与某些人群的气道高反应性相关；位于染色体5q31-33的Th2型细胞因子基因，可促进IgE类型转换、嗜酸性粒细胞存活和肥大细胞增殖；位于染色体5q31-33的p40基因可影响IL-12的生成；HLA-Ⅱ类基因的等位基因HLA-DR2阳性者易对豚草属花粉过敏。

2. 环境因素

"卫生假说"认为处于生长期的儿童早期接触卫生相对较差的环境，特别是易于感染的环境，可减少患过敏性疾病的概率，其机制主要是由于儿童早期接触微生物，有利于Th1细胞及相关细胞因子的产生，减少

Th2 细胞及相关细胞因子产生，致使 IgE 抗体产生水平下降。

（三）临床常见疾病

1. 过敏性休克

属最严重的 I 型超敏反应性疾病。

（1）药物过敏性休克　以青霉素引起的过敏性休克最常见。青霉素分子量小，本身无免疫原性，但其降解产物青霉噻唑醛酸或青霉烯酸与组织蛋白结合则具有免疫原性，可刺激机体产生特异性 IgE 抗体而致敏，当机体再次接触青霉素时，即可能发生过敏性休克。

（2）血清过敏性休克　临床上应用白喉抗毒素或破伤风抗毒素等动物免疫血清进行治疗或紧急预防时，可引发过敏性休克。这与患者曾经注射过相同的抗毒素血清使机体致敏有关。

2. 呼吸道过敏反应

最常见的是过敏性鼻炎和过敏性哮喘。

3. 消化道过敏反应

少数人进食鱼虾等可能发生过敏性胃肠炎，严重者也可发生过敏性休克。

4. 皮肤过敏反应

主要表现为荨麻疹、湿疹和血管神经性水肿等。

（四）防治原则

1. 检出变应原并避免接触

详细询问患者有无过敏史或采用皮肤试验以检测变应原。

2. 变应原特异性免疫治疗

（1）异种免疫血清脱敏疗法　抗毒素皮试阳性但又必须使用者，可小剂量、短间隔多次注射抗毒素血清进行脱敏治疗，逐步消耗体内的 IgE 抗体，使体内致敏靶细胞分批脱敏，最终解除致敏状态。但此种脱敏是暂时的，一段时间后机体又可重新被致敏。

（2）特异性变应原脱敏疗法　对已查明又难以避免的变应原如花粉、尘螨等，可少量、多次皮下注射重组变应原或类变应原，诱导免疫耐受。

3. 药物治疗

（1）抑制生物活性介质合成和释放的药物　如色苷酸二钠、肾上腺素、麻黄碱及前列腺素等。

（2）生物活性介质拮抗药　竞争靶细胞组胺受体的药物，如苯海拉明、氯苯吡胺、异丙嗪等抗组胺药物；生物活性介质拮抗药，如乙酰水杨酸可拮抗缓激肽的作用，苯噻唑可拮抗组胺和 5 - 羟色胺。

（3）改善效应器官反应性的药物　肾上腺素、麻黄素可解除支气管平滑肌痉挛，减少腺体的分泌；葡萄糖酸钙、氯化钙、维生素 C 等，可解痉、降低血管通透性。

4. 免疫生物疗法

（1）人源化抗 IgE 单抗　针对 IgE Fc 部分的人源化单抗，降低血清中游离 IgE 浓度。

（2）细胞因子及其拮抗剂　IL - 4 拮抗剂可阻断 IL - 4 的生物学效应，减少 IgE 的生成。

（3）DNA 疫苗　用编码变应原的基因与 DNA 载体重组制成疫苗进行接种，诱导 Th1 型应答。

二、Ⅱ型超敏反应

Ⅱ型超敏反应（type Ⅱ hypersensitivity）为细胞溶解型或细胞毒型超敏反应，是靶细胞表面抗原与相应 IgG 或 IgM 抗体结合后，激活补体，并在巨噬细胞和 NK 细胞等参与下，引起以细胞溶解和组织损作为主的病理性免疫应答。

（一）发生机制

1. 参与的抗原与抗体

（1）抗原 正常组织细胞表面固有的抗原成分，也可为吸附于组织细胞表面的外来抗原。

1）同种异型抗原：如 ABO 血型抗原、Rh 血型抗原、HLA 抗原。

2）修饰性自身抗原：感染、物理、化学、药物等因素所致改变的自身抗原。

3）异嗜性抗原：如 A 型溶血性链球菌与人肾小球基底膜、心肌组织细胞表面的药物抗原。

（2）抗体 主要是 IgG（IgG1、IgG2、IgG3）和 IgM 类。

2. 组织损伤机制

IgG 和 IgM 抗体产生后，与相应靶细胞表面抗原结合，在补体、巨噬细胞和 NK 细胞参与下，可发挥以下作用机制导致靶细胞损伤或功能障碍。

（1）补体介导的细胞溶解：IgG 或 IgM 既可以通过激活补体活化的经典途径使靶细胞溶解破坏，也可以通过补体裂解产物 C3b 等介导的调理作用杀伤靶细胞。

（2）抗体依赖的细胞介导的细胞毒作用与调理作用：已与靶细胞特异性结合的 IgG 抗体可通过 Fc 段与效应细胞表面存在的 Fc 受体结合，介导调理吞噬和（或）ADCC 作用，从而溶解破坏靶细胞。

（3）功能改变：抗细胞表面受体的自身抗体若与受体发生特异性结合可致细胞功能紊乱，即表现出对靶细胞的刺激或抑制作用。

（二）临床常见疾病

1. 输血反应

多发生于 ABO 血型不符的输血。

2. 新生儿溶血

（1）母子间 Rh 血型抗原不同引起，多发于母亲为 Rh⁻，胎儿为 Rh⁺，可引起流产、死胎、新生儿溶血症。

（2）母子间 ABO 血型不符合引起的新生儿溶血，临床表现较轻。

3. 自身免疫性溶血性贫血

因感染或服用某些药物后可使红细胞膜表面成分发生改变，从而刺激机体产生相应抗体，结合改变的红细胞，导致自身免疫性溶血性贫血。

4. 肺出血 – 肾炎综合征

某些病毒感染或者药物等使肺泡基底膜抗原性质改变，诱导机体产生自身抗体与肺泡基底膜和肾小球基底膜结合。

5. 药物过敏性血细胞减少症

6. 甲状腺功能亢进

7. 重症肌无力

三、Ⅲ型超敏反应

Ⅲ型超敏反应，又称免疫复合物型或血管炎型超敏反应，是可溶性抗原与相应抗体结合形成中等大小的免疫复合物沉积于毛细血管基底膜或组织间隙，通过激活补体吸引中性粒细胞和血小板聚集，引起以局部组织充血水肿、坏死和中性粒细胞浸润为特征的炎症反应和组织损伤。

（一）发生机制

1. 参与的抗原和抗体

（1）抗原 有细菌、病毒、真菌、寄生虫、异种动物血清、药物等，还有变性的 IgG、核抗原、肿瘤抗原等。

（2）抗体　参与Ⅲ型超敏反应的抗体主要是 IgG，也可为 IgM 和 IgA。

2. 发生过程

（1）中等大小可溶性免疫复合物（immnue compex，IC）的形成和沉积　中等大小可溶性 IC 的形成是引起Ⅲ型超敏反应的始动因素，其形成与抗原/抗体的比例有关。当抗原与抗体比例适合时常形成大分子不溶性 IC 被吞噬细胞清除；当抗原或抗体量过剩则形成小分子 IC，通过肾小球滤过排出；当抗原（抗体）略多于抗体（抗原）时，形成中等大小可溶性 IC，易沉积在血管壁或肾小球基底膜上，引起Ⅲ型超敏反应。

（2）免疫复合物引起组织损伤的机制

1）补体的作用：IC 通过经典途径激活补体，释放过敏毒素 C3a、C5a。C3a、C5a 可刺激肥大细胞和嗜碱性粒细胞脱颗粒、释放组胺等生物活性介质，使局部血管通透性增加。

2）中性粒细胞的作用：中性粒细胞聚集沉积部位，吞噬 IC，释放溶酶体酶、蛋白水解酶等损伤局部组织。

3）血小板的作用：IC 可活化血小板，引起局部组织充血和水肿；血小板聚集激活凝血系统，形成微血栓，引起局部缺血和出血、组织坏死。

（二）临床常见疾病

1. 局部免疫复合物病

（1）Arthus 反应　动物实验性局部Ⅲ型超敏反应。

（2）类 Arthus 反应　多次注射胰岛素、抗毒素等一些药物后，注射局部出现红肿、出血、坏死等类似 Arthus 反应的临床表现。

2. 全身性免疫复合物病

（1）血清病　初次注射大剂量异种抗毒素血清，7～14 天后患者出现发热、皮疹、淋巴结肿大、关节肿痛等症状。

（2）链球菌感染后肾小球肾炎　多由 A 型溶血性链球菌引起。

（3）系统性红斑狼疮　患者体内存在多种针对 DNA 和组蛋白的自身抗体。这些自身抗体与自身抗原形成可溶性 IC 沉积于全身多处的血管基底膜，引起组织损伤。

（4）类风湿关节炎　发病机制可能是病毒或支原体持续感染，机体 IgG 类抗体发生变性，继而刺激机体产生抗变性 IgG 的 IgM 类抗体，即类风湿因子。RF 与变性 IgG 结合形成 IC，沉积于关节滑膜，引起类风湿关节炎或其他沉积部位的炎症。

四、Ⅳ型超敏反应

Ⅳ型超敏反应又称迟发型超敏反应，是由致敏 T 细胞再次接触相同抗原所引起的以单个核细胞浸润和组织损伤为主要特征的炎性反应。

（一）发生机制

1. 参与的抗原

主要有病毒、胞内寄生菌（如麻风杆菌、结核杆菌）、寄生虫、真菌、自身组织抗原或化学物质等。

2. 发生过程

（1）机体致敏　致敏 T 细胞主要为 CD4$^+$Th1 和 CD8$^+$CTL。

（2）致敏 T 细胞介导炎症反应和组织损伤　CD4$^+$Th1 释放多种细胞因子和趋化因子介导炎症损伤；CTL 特异性识别靶细胞表面抗原而活化，通过释放穿孔素和颗粒酶等介质，使靶细胞溶解或凋亡；或通过其表面表达的 FasL 与靶细胞表面的 Fas 结合，导致靶细胞凋亡。

（二） 临床常见疾病

1. 传染性超敏反应

某些胞内寄生病原生物（如结核杆菌、麻风杆菌、白色念珠菌、血吸虫等）在传染过程中可引发Ⅳ型超敏反应，此为传染性超敏反应。

2. 接触性皮炎

变应原为一些小分子化学物质，如油漆、染料、农药、塑料、化妆品、某些药物。

（郭　靖）

第十六章 自身免疫病

重点	自身免疫病的免疫学机制与治疗策略
难点	自身免疫的组织损伤机制与特征
考点	自身免疫的免疫学机制

速览导引图

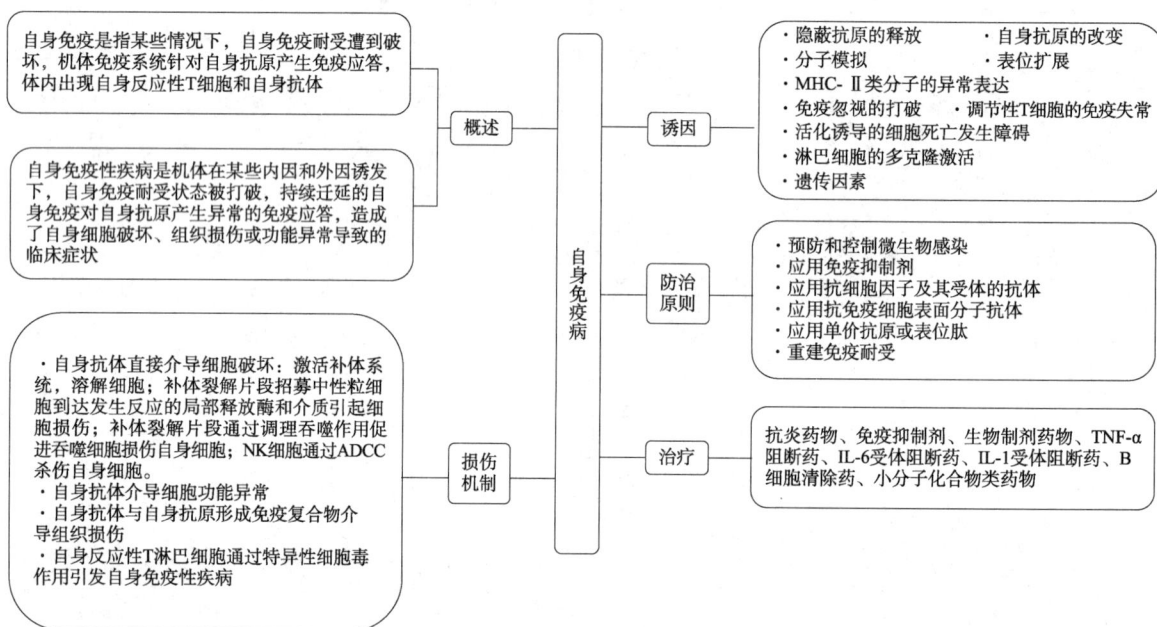

一、定义

（一）自身免疫

机体免疫系统对自身成分产生免疫应答的能力，这种现象存在于所有个体，体内出现低水平的自身抗体和反应性 T 细胞，但通常情况下不会对机体产生危害，过度放大的自身免疫将引起免疫病理损伤，引发自身免疫性疾病。

（二）自身免疫性疾病（AID）

机体在某些内因和外因诱发下，自身免疫耐受状态被打破，持续迁延的自身免疫反应对自身抗原产生异常的免疫应答，造成了自身细胞破坏、组织损伤或功能异常从而导致临床症状。

二、自身免疫的组织损伤机制

（一）自身抗体导致自身免疫性疾病

1. 自身抗体直接介导细胞破坏

针对自身细胞膜成分的自身抗体结合细胞后通过Ⅱ型超敏反应引起自身细胞的破坏，损伤机制为：①激活补体系统，通过形成膜攻击复合物从而溶解细胞；②补体裂解片段具有趋化作用，可招募中性粒细胞等炎症细胞到达发生反应局部释放酶和介质引起细胞损伤；③补体裂解片段通过调理吞噬作用促进吞噬细胞损伤自身细胞；④NK细胞被激活后通过ADCC效应杀伤自身细胞。

2. 自身抗体介导细胞功能异常

抗细胞表面受体的自身抗体可通过模拟配体的作用，或竞争性阻断配体的效应等导致细胞和组织的功能紊乱，引发自身免疫病。如毒性弥漫性甲状腺肿、重症肌无力。

3. 自身抗体与自身抗原形成免疫复合物介导组织损伤

自身抗体和相应的自身抗原结合形成的免疫复合物，沉积于局部或全身多处毛细血管基底膜后，激活补体，并在中性粒细胞、血小板、嗜碱性粒细胞等效应细胞参与下，导致自身免疫病，其病理损伤机制为Ⅲ型超敏反应。如系统性红斑狼疮。

（二）自身反应性T淋巴细胞通过特异性细胞毒作用引发自身免疫性疾病

（1）活化的CD4$^+$Th1释放多种细胞因子引起以淋巴细胞、单核–巨噬细胞浸润为主的炎症反应，如多发性硬化症。

（2）活化的自身反应性CD8$^+$CTL对局部自身细胞有直接杀伤作用，如胰岛素依赖性糖尿病。

三、自身免疫的诱因

（一）抗原因素

1. 免疫隔离部位抗原的释放

在人体的脑部、眼球、心肌等部位存在着免疫隔离部位，其中一些抗原成分与免疫系统处于相对隔离的状态，在免疫系统发育的过程中，针对这些隔离抗原的淋巴细胞克隆未被删除或失活。在外伤、手术、感染等情况下，隔离抗原释放入血，与免疫系统接触使自身反应性淋巴细胞活化产生免疫应答。如一侧眼外伤导致的交感性眼炎。

2. 自身抗原的改变

生物、物理、化学以及药物等因素可以使自身抗原发生改变，从而激发机体免疫应答。例如，肺炎支原体感染可改变人体红细胞的抗原性，使其刺激机体产生抗红细胞的自身抗体，引起溶血性贫血；抗原性发生改变的自身IgG可刺激机体产生IgM或IgG类自身抗体，即类风湿因子（RF），两者形成的免疫复合物可引发包括类风湿关节炎在内的的多种自身免疫病；此外，吸附到红细胞上的小分子药物（如青霉素等）也可获得免疫原性，刺激机体产生抗体从而引起药物诱导的溶血性贫血。

3. 分子模拟

有些微生物与人体细胞或细胞外成分有相同或相似的抗原表位，机体被感染后，人体会针对微生物抗原产生特异性抗体IgG。其中某些抗体与人体细胞或细胞外的某些成分有交叉反应，引起免疫病理损伤，这种现象即为分子模拟。分子模拟可引发多种自身免疫性疾病。例如，EB病毒等编码的蛋白和髓磷脂碱性蛋白（MBP）有较高的同源性，这些病毒感染可引发多发性硬化症的症状；柯萨奇病毒感染激发的免疫应答可攻击人体胰岛β细胞，引发糖尿病；化脓性链球菌感染刺激机体产生的特异性抗体可引发急性肾小球肾炎和风湿热等。

4. 表位扩展

一个抗原可存在多种表位，包括优势表位和隐蔽表位。优势表位也被称为原发性表位，是在一个抗原分子的众多表位中首先激发免疫应答的表位。隐蔽表位也被称为继发性表位，是在一个抗原分子的众多表位中后续刺激免疫应答的表位。免疫系统针对一个优势表位发生免疫应答后，可能对隐蔽表位也相继发生应答，这种现象称为表位扩展。在自身免疫性疾病的发病过程中，免疫系统先针对抗原的优势表位发生应答，如果未及时清除抗原，可相继对隐蔽表位发生应答，导致疾病迁延不愈，不断加重。

（二）免疫耐受的异常

1. MHC-Ⅱ类分子的异常表达

除了抗原提呈细胞之外，正常细胞几乎不表达 MHC-Ⅱ类分子。若某些因素使非抗原提呈细胞表达出较高水平的 MHC-Ⅱ类分子，这种细胞就可能利用 MHC-Ⅱ类分子将自身抗原提呈给自身反应性 T 细胞，使之活化产生异常免疫应答，导致自身免疫病。IFN-γ 转基因小鼠的胰岛 β 细胞由于分泌 IFN-γ，刺激胰岛 β 细胞也表达较高水平的 MHC-Ⅱ类分子，易自发糖尿病。

2. 免疫忽视的打破

免疫忽视（immunological ignorance）是指免疫系统对低水平抗原或低亲和力抗原不发生免疫应答的现象。在胚胎发育的过程中，由于免疫忽视，针对低水平表达或低亲和力自身抗原的淋巴细胞克隆没有被清除，进入外周免疫系统，成为保持着对自身抗原反应性的淋巴细胞克隆。

多种因素可打破这些淋巴细胞克隆对自身抗原的免疫忽视，如在微生物感染的情况下，DC 可被激活并高表达高水平的协同刺激分子，该 DC 若提呈被免疫忽视的自身抗原就可能激活自身反应性 T 细胞克隆，引起自身免疫病。多克隆刺激剂如细菌超抗原可激活处于免疫忽视状态的 T 细胞，使其向 B 细胞发出辅助信号刺激机体产生自身抗体，进而引发自身免疫病。对自身抗原的免疫忽视也可通过 TLR 的激活被打破。在正常情况下，人体内出现的凋亡细胞碎片会很快被清除。若清除障碍，凋亡细胞碎片中的 DNA 片段被 B 细胞识别并内化。内化的 DNA 片段结合细胞内的 TLR9，启动 TLR9 介导的激活信号，刺激 B 细胞产生抗 DNA 抗体，进而引发自身免疫病。

3. 调节性 T 细胞的功能失常

调节性 T 细胞免疫抑制功能的异常是自身免疫病发生原因之一。如 Treg 功能缺陷小鼠易发生自身免疫病（包括 1 型糖尿病、甲状腺炎、胃炎等），将正常小鼠的 Treg 细胞过继给 Treg 功能缺陷的小鼠，可抑制其自身免疫病的发生。

4. 活化诱导的细胞死亡发生障碍

免疫应答以大部分效应淋巴细胞的死亡、少数效应淋巴细胞分化为记忆淋巴细胞为结局。激活的效应淋巴细胞在行使效应功能后死亡的现象称为活化诱导的细胞死亡（AICD）。AICD 相关基因缺陷时，细胞凋亡不足或缺陷，使效应淋巴细胞不能被有效清除而长期存在，易患自身免疫性疾病。如 Fas 基因突变的个体可发生系统性自身免疫综合征，其临床表现和 SLE 相似。

5. 淋巴细胞的多克隆激活

B 淋巴细胞的多克隆激活可引起自身抗体的产生，这些自身抗体可识别并结合自身抗原，造成人体的免疫损伤。某些革兰阴性菌感染可造成 B 淋巴细胞的多克隆激活，多种病毒如巨细胞病毒、EB 病毒、HIV 病毒等是 B 细胞多克隆刺激剂。如果自身反应性 B 细胞被多克隆活化，即可产生自身抗体，引发自身免疫性疾病。研究表明，EB 病毒可刺激免疫系统产生抗 T 细胞抗体、抗 B 细胞抗体、抗核抗体和类风湿因子等自身抗体；AIDS 患者体内可出现高水平的抗红细胞抗体和抗血小板抗体。

（三）遗传因素

遗传背景在一定程度上决定个体对自身免疫性疾病发生的易感性，许多自身免疫性疾病拥有共同的易感基因，某些基因位点的遗传变异则可对应多个自身免疫性疾病的易感性。例如，PTPN22基因多态性与系统性红斑狼疮、类风湿关节炎、1型糖尿病等疾病相关。也有一些基因多态性只与一种疾病相对应。例如，HLA－B27与强直性脊柱炎关联，HLA－DR5与桥本甲状腺炎关联。

四、自身免疫性疾病的基本特征

患者体内可检测到高效价的自身抗体和（或）自身反应性T细胞，而血清中补体总量或C3浓度降低；病情转归与自身免疫应答的强度相关；应用免疫抑制剂治疗有效；病变组织中有Ig沉积或淋巴细胞浸润；通过血清或淋巴细胞可以被动转移疾病；多数为女性患者；有家族遗传的倾向。

五、自身免疫性疾病的防治原则

1. 预防和控制微生物感染

防治感染是治疗自身免疫性疾病的重点，通过预防微生物感染，可避免病原体的分子模拟现象，避免机体的超敏反应。采用疫苗和抗生素控制微生物的感染，尤其是微生物持续性感染，可降低某些自身免疫性疾病的发生率。

2. 应用免疫抑制剂

免疫抑制剂是治疗自身免疫性疾病的有效药物，一些真菌代谢物如环孢素A以及FK506对多种自身免疫性疾病的治疗有明显的临床疗效。环孢素A能有效阻断T细胞合成与分泌IL－2，使T细胞增殖分化过程受阻，对克罗恩病、系统性红斑狼疮、类风湿关节炎、重症肌无力等均有一定的治疗效果；FK506的药理作用与环孢素A相似，且副作用较小。

3. 应用抗细胞因子及其受体的抗体

通过拮抗病理性的细胞因子从而缓解自身免疫性疾病。例如，能阻断TNF－α的英夫利昔单抗（Infliximab）就是用于治疗类风湿关节炎的有效药物，该药可通过ADCC作用或CDC作用破碎表达膜型TNF－α的靶细胞。可溶性TNF受体－IgG1 Fc融合蛋白（依那西普，etanercept）和IL－1受体拮抗蛋白均对类风湿关节炎有明确疗效。

4. 应用抗免疫细胞表面分子抗体

该类药物的代表是Rituximab，即利妥昔单抗，是一种针对CD20的人鼠嵌合抗体；CD20主要存在于B细胞表面，利妥昔单抗可通过ADCC或CDC作用，去除B细胞，该药被广泛应用于治疗白血病、移植排斥和自身免疫性疾病，如自身免疫性贫血、类风湿关节炎等。

5. 应用单价抗原或表位肽

自身抗原的单价抗原或表位肽可特异性结合自身抗体，封闭抗体的抗原结合部位，达到阻断自身抗体与自身细胞结合的目的。

6. 重建免疫耐受

通过口服自身抗原诱导免疫耐受；通过模拟胸腺阴性选择诱导免疫耐受。

（郭旭丽）

第十七章 抗感染免疫

一、抗细菌感染免疫

重点	感染免疫的基本概念及免疫机制
难点	抗细菌感染固有免疫和适应性免疫的机制
考点	感染免疫的基本概念，固有免疫及适应性免疫机制以及细菌的免疫逃逸机制

速览导引图

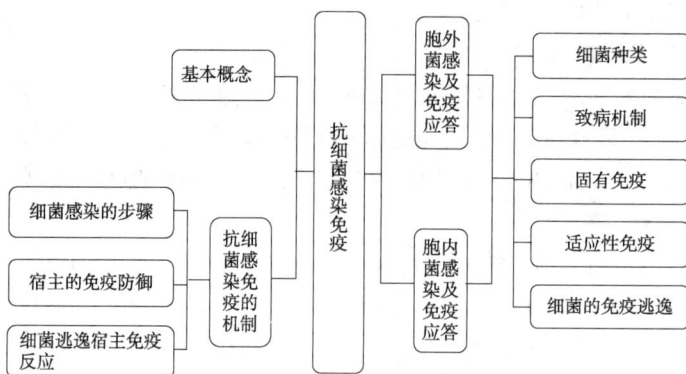

（一）基本概念

抗感染免疫（anti-infectious immunity）是机体的免疫系统抵抗病原生物的入侵、维持生理稳定的一种防御功能。抗感染免疫可分为固有免疫和适应性免疫，两者协同发挥作用。其能力的强弱取决于机体的遗传因素、年龄、营养状态以及免疫系统的功能等方面。

（二）抗细菌感染免疫的机制

1. 细菌感染的步骤

黏附到宿主细胞表面，这是感染的前体；增殖；侵犯宿主组织；产生毒素损伤宿主细胞。

2. 宿主的免疫防御

通过分泌 IgA 抗体阻止细菌的黏附；吞噬细菌（主要是中性粒细胞、巨噬细胞），补体的溶菌效应和局部炎症反应；抗体介导的凝集；抗体中和毒素。

3. 细菌逃逸宿主免疫反应的机制

分泌蛋白酶切割分泌型 IgA，黏附部位发生抗原变异；形成抑制吞噬的表面结构，或在吞噬细胞内生存诱导宿主细胞凋亡，革兰阳性菌广泛抵抗补体介导的溶解，革兰阴性菌细胞壁脂多糖的长侧链阻止膜攻击复合物的插入；分泌弹性蛋白酶使补体系统 C3a 和 C5a 失活（假单胞菌）；分泌透明质酸酶，增强细菌的侵袭力。

（三）胞外菌感染及免疫应答

1. 常见的胞外菌种类

革兰阳性球菌中的葡萄球菌、链球菌；革兰阴性球菌中的脑膜炎球菌和淋球菌；革兰阴性杆菌如肠道细菌中的志贺菌、霍乱弧菌、致病性大肠杆菌和某些革兰阴性杆菌如白喉杆菌、破伤风梭菌等。

2. 胞外菌致病机制

产生毒素物质，如白喉杆菌产生白喉毒素、革兰阴性菌产生内毒素等；胞外菌入侵宿主后引起炎症反应。

3. 抗胞外菌感染固有免疫

中性粒细胞、单核细胞以及组织巨噬细胞的吞噬杀菌作用；细菌的细胞壁成分及表面表达的受体激活补体替代途径，产生调理作用而辅助溶解细菌；革兰阴性菌的 LPS 能刺激吞噬细胞、血管内皮细胞等产生 TNF－α、IL－1、IL－6 及趋化因子，诱发局部急性炎症，引起发热和刺激急性期反应蛋白的合成。

4. 抗胞外菌感染的适应性免疫

产生抗体并与细菌表面的抗原以及补体 C3b 组分结合，发挥调理作用，增强吞噬、清除细菌的作用；介导补体系统活化，可直接导致细菌裂解，促进和增强炎症反应；中和毒素，形成抗体－毒素复合物被吞噬细胞以吞噬抗原抗体复合物的形式吞噬清除。

5. 胞外菌免疫逃逸机制

在胞壁外形成荚膜，阻止机体免疫效应分子对其产生有效应答；菌毛及其变异；其他特殊结构与变异。

（四）胞内菌感染及免疫应答

1. 胞内菌的分类及特点

兼性胞内菌：既可在宿主细胞内生长繁殖，也可在体外无活细胞的适宜环境中生存和繁殖。专性胞内菌：只能在活细胞内生长、繁殖。

2. 抗胞内菌感染固有免疫

吞噬细胞可吞噬胞内菌，但不能将其杀死，反而成为这些细菌的庇护场所，因此天然免疫抗胞内菌感染的作用不佳；被激活的 NK 细胞起早期防御作用；$\gamma\delta$T 细胞也起着一定的作用，可发挥溶菌效应。

3. 抗胞内菌感染适应性免疫

补体、抗体等体液性抗菌物质难以发挥作用；主要依赖细胞介导的适应性免疫反应，特别是迟发型超敏反应，CD4$^+$T 细胞分泌的细胞因子（尤其是 IFN－γ）激活巨噬细胞有效杀伤病原菌起到重要的作用；CD8$^+$T 与 CD4$^+$T 细胞协同作用，共同抵御胞内菌感染。

4. 胞内菌免疫逃逸机制

抵抗吞噬细胞的杀伤方式有：阻碍吞噬体和溶酶体的融合，躲避至吞噬细胞的细胞质，躲避或破坏活性氧（氮）物质的杀伤。

二、抗病毒感染免疫

重点	抗病毒感染免疫的特点
难点	抗病毒感染固有免疫和适应性免疫的机制
考点	抗病毒感染免疫的特点，抗病毒固有免疫和适应性免疫的机制，病毒的免疫逃逸机制

速览导引图

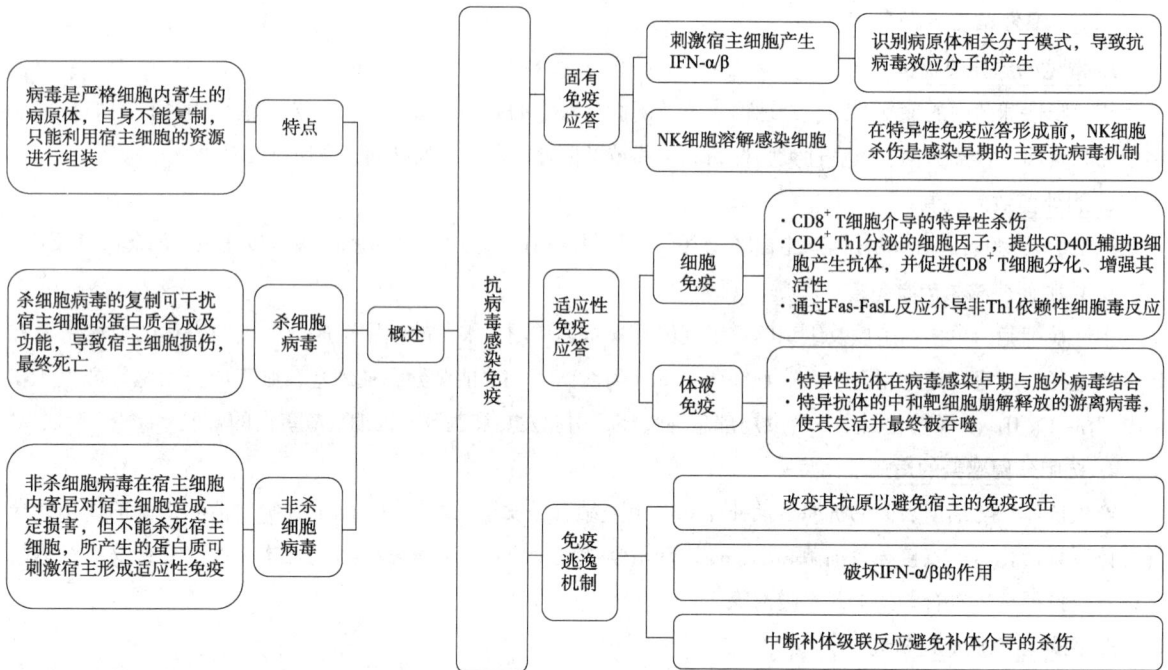

病毒是严格细胞内寄生的病原体，自身不能复制，只能利用宿主细胞的资源进行组装。大多数病毒是通过与宿主细胞表面的受体结合而入侵宿主细胞的。例如，HIV-1特异性识别CD4分子进而感染CD4⁺T细胞。

根据病毒感染靶细胞后的特点将病毒分为杀细胞病毒和非杀细胞病毒。杀细胞病毒的复制可干扰宿主细胞的蛋白质合成及功能，导致宿主细胞损伤，最终死亡。非杀细胞病毒在宿主细胞内寄居对宿主细胞造成一定损害，但不能杀死宿主细胞，所产生的蛋白质可刺激宿主形成适应性免疫。这两种病毒引发的适应性免疫应答是不同的。

（一）固有免疫应答

1. 病毒刺激宿主细胞产生 IFN-α/β

识别病原体相关分子模式（pathogen associated molecular patterns，PAMPs）产生抗病毒效应分子，如产生 I 型干扰素，能诱导 dsRNA 依赖蛋白激酶（PKR）导致蛋白质合成失活从而阻断病毒在感染细胞内复制；I 型干扰素与 NK 细胞结合能增强 NK 细胞的杀伤作用。

2. NK 细胞溶解感染细胞

在特异性免疫应答形成前，NK 细胞杀伤是感染早期的主要抗病毒机制。通过与 IFN-α/β 受体结合抑制病毒复制，增强 NK 细胞的杀伤作用；活化 JAK-STAT 通路导致病毒降解；树突状细胞在病毒感染早期产生的 IL-12 能提高 NK 细胞的溶细胞活性。

（二）适应性免疫应答

1. 抗病毒感染适应性免疫的主要机制是细胞免疫

CD8⁺T 细胞介导的特异性杀伤；CD4⁺Th1 分泌的细胞因子（主要是 IL-2、IFN-γ 等）促进 CD8⁺T 细胞分化、增强其活性；通过 Fas-FasL 反应介导非 Th1 依赖性细胞毒反应；病毒侵入细胞后被特异性细胞毒 T 淋巴细胞（cytotoxic lymphocyte，CTL）破坏、裂解感染的靶细胞，使病毒失去复制环境。

2. 体液免疫也起到一定的防御作用

中和性抗体与病毒包膜或衣壳蛋白结合，阻挡病毒与靶细胞的接触从而不能入侵细胞；调理性抗体与病毒结合后，可促进病毒颗粒的吞噬性廓清；SIgA 类抗体对经消化道或呼吸道入侵的病毒有重要的中和作用；有补体存在时，抗体可增强吞噬作用，对具有脂质包膜的病毒尚可有直接溶解作用。

3. 抗病毒感染的免疫应答可能产生的疾病

持续感染后形成的循环免疫复合物可导致Ⅲ型超敏反应，若沉积于血管则发生全身性血管炎；某些病毒与宿主组织间有共同氨基酸序列存在，则当这些病毒感染后产生免疫效应物质，有可能攻击有共同抗原的宿主自身组织。

（三）免疫逃逸机制

病毒编码多种蛋白从不同水平干扰宿主的天然和获得性免疫防御机制。

1. 改变其抗原以避免宿主的免疫攻击

一些病毒的抗原经常处于变异中，导致机体产生的中和抗体很快失去作用，无法阻止病毒感染宿主细胞。

2. 破坏 IFN – α/β 和抗体的作用

病毒通过一系列机制破坏 IFN – α/β 和抗体的抗病毒作用，进而逃避免疫系统的攻击。

3. 中断补体级联反应避免补体介导的杀伤

破坏补体激活中的关键酶，中断补体级联反应，避免了补体依赖的细胞毒性（CDC）效应。

4. 造成宿主广泛性免疫抑制

直接感染 T 细胞、B 细胞或巨噬细胞等免疫细胞，导致细胞裂解或功能改变；导致细胞因子不平衡从而导致免疫抑制；抑制 MHC – I 类分子表达及功能而影响免疫应答。

三、抗真菌感染免疫

重点	抗真菌感染免疫的特点
难点	抗真菌感染固有免疫和适应性免疫的机制
考点	抗真菌感染免疫的特点，抗真菌感染固有免疫和适应性免疫机制，真菌的免疫逃逸机制

速览导引图

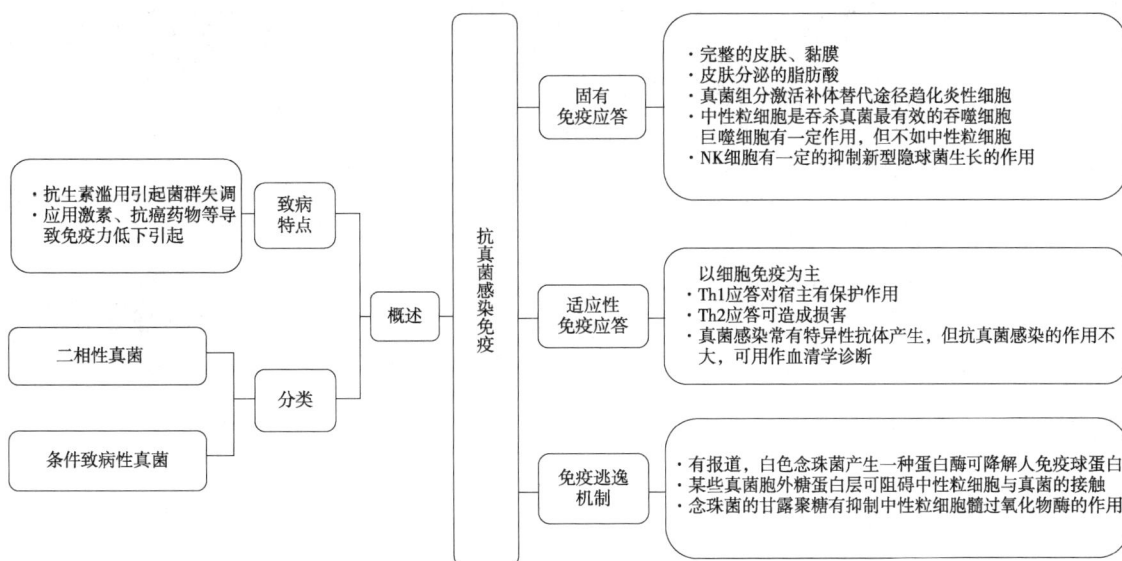

近年真菌感染的发病率和死亡率有所上升的原因是抗生素滥用引起菌群失调和应用激素、抗癌药物等抑制免疫。有些真菌感染是地方性的。这类真菌常是二相性真菌，如荚膜组织胞浆菌、皮炎芽生菌等。其存在泥土等环境中呈丝状菌相，有孢子和菌丝，当孢子吸入免疫低下的个体时，宿主体的37℃温度等条件使其变为酵母菌而致病。另有一类是条件致病性真菌，如念珠菌、曲霉、新型隐球菌等，其感染主要发生在 AIDS、糖尿病以及放疗、化疗、使用免疫抑制药物的患者。

（一）固有免疫应答

完整的皮肤、黏膜是有效的抗真菌屏障，皮肤分泌的脂肪酸有杀伤真菌作用；真菌组分是补体替代途径的强激活剂，但真菌能抵抗膜攻击复合物（MAC）的杀伤，而补体活化过程中产生的 C5a、C3a 可吸引炎性细胞至感染区；中性粒细胞是吞噬和杀伤真菌的最有效的吞噬细胞，中性粒细胞缺失患者常见播散性念珠菌病和侵袭性烟曲霉病；巨噬细胞在抗真菌防御中也有一定作用，但不如中性粒细胞。NK 细胞有一定的抑制新型隐球菌生长的作用。

（二）适应性免疫反应

真菌感染中，机体对其产生的免疫以细胞免疫为主；荚膜组织胞浆菌是一种兼性胞内病原菌，寄居在巨噬细胞内。要清除该菌的免疫机制与消灭胞内菌基本相同；新型隐球菌常定植在免疫力低下宿主的肺和脑，需 CD4$^+$和 CD8$^+$T 细胞协作将其消灭。白色念珠菌感染常始于黏膜表面，细胞免疫可阻止其扩散至组织中；在真菌感染中，一般是 Th1 应答对宿主有保护作用，Th2 应答可造成损害；真菌感染常有特异性抗体产生，但抗真菌感染的作用不大，可用作血清学诊断。

（三）免疫逃逸机制

了解很少。有报道白色念珠菌产生一种蛋白酶可降解人免疫球蛋白；某些真菌胞外糖蛋白层可阻碍中性粒细胞与真菌的接触；念珠菌的甘露聚糖有抑制中性粒细胞髓过氧化物酶的作用。

四、抗寄生虫感染免疫

重点	抗寄生虫感染免疫的特点
难点	抗寄生虫感染固有免疫和适应性免疫的机制
考点	抗寄生虫感染免疫的特点，固有免疫和适应性免疫的机制，寄生虫的免疫逃逸机制

速览导引图

```
                                    ┌─ 固有免疫
                                    │   应答      ·巨噬细胞、中性粒细胞、肥大细胞、嗜酸
                                    │             性粒细胞、DC以及NK细胞直接或与补体联
                                    │             合杀伤，但多数原虫能抗杀伤甚至能在细胞
                                    │             内繁殖
                                    │            ·蠕虫表面形成的外层结构，常能抵抗这种
                                    │             杀伤
        ┌──────────────────┐       │
        │ 多数生活史复杂，有中间宿主│       │         ┌─ 细胞介导的免疫（CMI）
        │·以人类或其他脊椎动物为中间宿主│    │         │
 概述 ──│·以蝇、蜱、螺为中间宿主      │──抗寄│适应性 ──┤─ CTL（cytotoxic T cell）应答
        │·通过中间宿主叮咬造成人类感染│  生虫│免疫应答  │
        │·与中间宿主处于同一环境中而感染，如血吸虫病│感染│       └─ IgE抗体和嗜酸性粒细胞介导抗多种
        └──────────────────┘  免疫 │          蠕虫感染
                                    │
                                    │         ┌─ 寄生部位与免疫效应物质隔离
                                    │         │
                                    └─ 免疫逃逸 ┤─ 以宿主物质伪装
                                        机制    │
                                                ┤─ 抵御免疫效应机制的杀伤
                                                │
                                                ┤─ 表面抗原性改变
                                                │
                                                └─ 虫体表面抗原的脱落
```

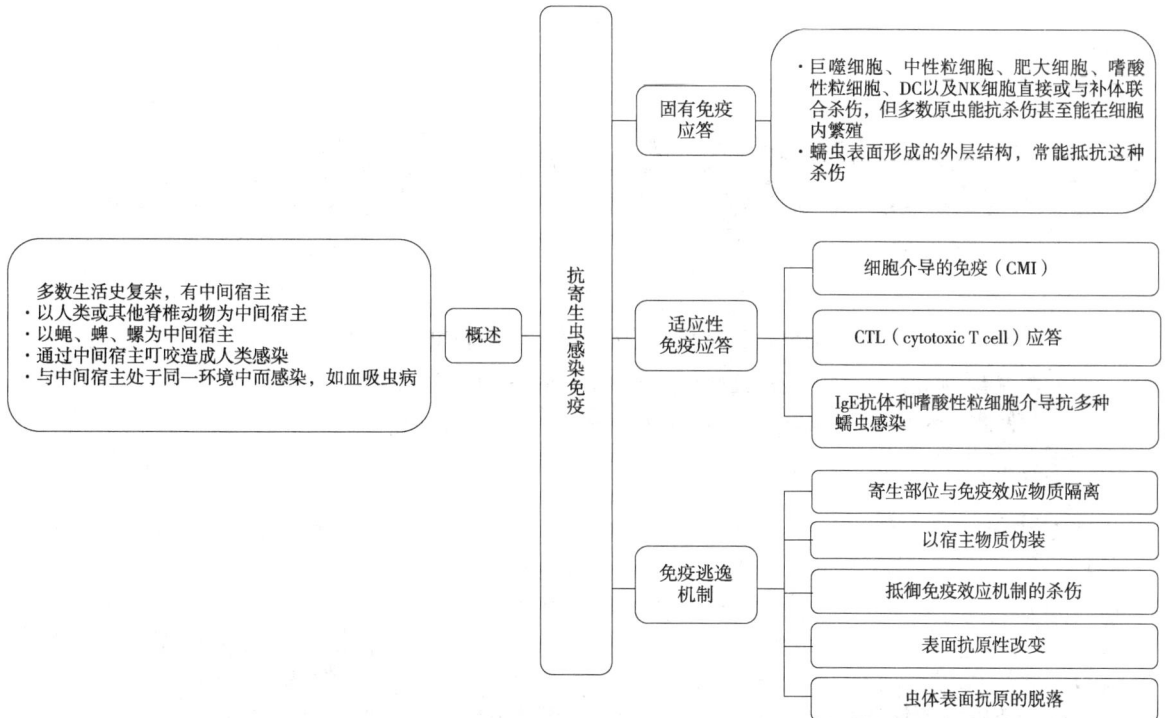

由于寄生虫与人类宿主在进化过程中长期适应，原虫和蠕虫进入宿主的血流或组织后能对抗宿主的防御功能而在其中生长繁殖。多数寄生虫生活史复杂，有中间宿主，有的以人类或其他脊椎动物为中间宿主，有的以蝇、蜱、螺为中间宿主。通过中间宿主叮咬造成人类感染，如疟疾、锥虫病等，亦可因与中间宿主处于同一环境中而感染，如接触有感染钉螺的疫水染上血吸虫病。

1. 固有免疫应答机制

巨噬细胞、中性粒细胞、肥大细胞、嗜酸性粒细胞、DC 以及 NK 细胞都可以直接或与补体联合杀伤寄生虫，但多数原虫能抵抗免疫系统的杀伤甚至能在细胞内繁殖；蠕虫表面形成的外层结构，常能抵抗这种杀伤。

2. 适应性免疫反应

原虫生长在宿主细胞内，其保护性免疫机制与胞内寄生的细菌和病毒类似；蠕虫寄生在细胞外的组织中，去除它们依靠抗体应答中的一种特殊形式。CMI（cell - mediated immunity）是对存在于巨噬细胞内原虫的主要免疫机制。CTL 裂解靶细胞，是抗原虫的主要免疫细胞。IgE 抗体和嗜酸性粒细胞介导抗多种蠕虫感染。

3. 免疫逃逸机制

（1）寄生部位与免疫效应物质隔离　寄生虫寄生的部位通常处于相对免疫隔离状态，免疫系统难以对其产生较强的应答。

（2）以宿主物质伪装　这种机制使宿主免疫系统难以识别寄生虫抗原，从而不能有效发挥免疫应答。

（3）抵御免疫效应机制的杀伤

（4）表面抗原性改变　抗原的变异使中和抗体失去作用，造成免疫逃逸。

（5）虫体表面抗原的脱落

（任碧琼）

第十八章 免疫缺陷病

速览导引图

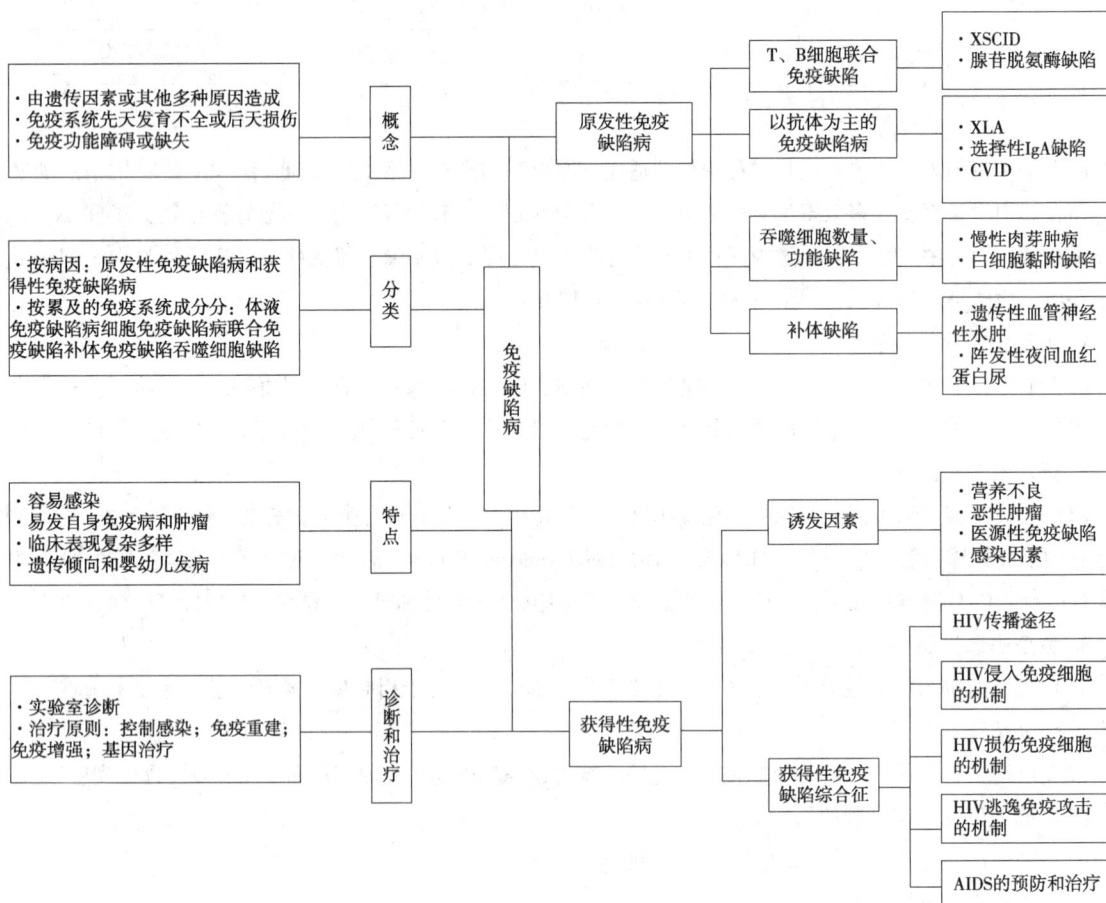

一、概述

（一）概念

由于遗传因素或其他多种原因造成免疫系统先天发育不全或后天损伤而导致的免疫成分缺失或免疫功能

障碍所引起的临床综合征。

（二）分类

1. 按病因不同分类

原发性免疫缺陷病：又称先天性免疫缺陷病，发病机制复杂，主要由免疫系统遗传基因异常或先天性免疫系统发育障碍所致。

获得性免疫缺陷病：继发于其他疾病或由其他因素所致的免疫缺陷病，诱发因素包括肿瘤、感染、遗传病、免疫抑制剂等。

2. 根据主要累及的免疫系统成分分类

体液免疫缺陷病：由 B 细胞缺陷或功能障碍所致，患者细胞免疫功能正常，但体液免疫发生障碍，不能有效产生抗体应答，常见疾病有 X 性连锁无丙种球蛋白血症、选择性 IgA 缺乏症等。

细胞免疫缺陷病：由 T 细胞缺陷或发育障碍所致，患者细胞免疫严重受损，体液免疫也有一定程度受损，常见疾病有 DiGeorge 综合征、T 细胞信号转导缺陷等。

联合免疫缺陷：患者体液免疫与细胞免疫均受损，如由 RAG 基因缺陷所导致的 X – 性连锁重症联合免疫缺陷病（XSCID）。

补体免疫缺陷和吞噬细胞缺陷：该类疾病患者易发生反复感染或免疫复合物病，包括阵发性夜间血红蛋白尿、遗传性血管神经性水肿等。

（三）特点

1. 容易感染

由于免疫防御功能障碍导致易发生反复且难以治愈的感染，感染往往是患者首先出现的重要临床表现，免疫缺陷病患者对病原体（细菌、病毒、真菌）甚至条件性病原微生物高度易感，反复发作的感染是其主要死因。

2. 易发自身免疫性疾病和肿瘤

由于免疫监视功能障碍或对潜在致癌因子的易感性增加导致患者（尤其是 T 细胞缺陷的患者）某些肿瘤特别是淋巴系统恶性肿瘤的发生率增高。

3. 易伴发自身免疫性疾病和超敏反应

由于免疫自稳和免疫调节功能障碍导致患者自身免疫性疾病和超敏反应性疾病发病率大大增加，可伴发 SLE、RA、恶性贫血等免疫性疾病。

4. 临床表现复杂多样

由于免疫系统功能障碍，患者出现多种复杂且不典型的临床症状。

5. 遗传倾向和婴幼儿发病

原发性免疫缺陷病可从婴幼儿阶段开始发病，有遗传倾向。

（四）诊断和治疗

1. 实验室诊断

1）常规血液学检测。

2）免疫学检测：细胞免疫功能、体液免疫功能、吞噬功能、补体功能等。

3）活体组织检查。

4）基因检测。

2. 治疗原则

1）控制感染：感染是引起免疫缺陷病患者死亡的主要因素，用药物控制以及长期预防感染是治疗免疫缺陷病的重要手段之一。

2）免疫重建：根据免疫缺陷病的类型和机制，针对性地进行胸腺、骨髓或干细胞移植，替代受损的免疫系统，重建免疫功能。

3）免疫增强：使用非特异免疫增强剂增强免疫效能，如静脉输入免疫球蛋白治疗体液免疫缺陷等。

4）基因治疗：将治疗性的目的基因导入干细胞内并使干细胞在体内长期存活，同时引入的目的基因能高表达，从而彻底恢复缺陷的免疫功能。基因疗法的典型实例是 ADA 基因治疗。

二、原发性免疫缺陷病

（一） T、 B 细胞联合免疫缺陷

骨髓干细胞的 T、B 细胞发育障碍或缺乏细胞间相互作用所致的疾病，临床症状严重，常发生反复且难以控制的细菌、病毒和真菌感染，多见于新生儿和婴幼儿。

1. X 连锁重症联合免疫缺陷病 （XSCID）

是最常见的 SCID，遗传方式为 X 连锁遗传，其发病机制为 γ 发病链缺陷，T 细胞发育停滞于 pro - T 阶段，NK 细胞发育受阻，患者体液免疫和细胞免疫都下降。临床可表现为出生后不久即发生严重呼吸道感染、慢性腹泻和夭折。

2. 腺苷脱氨酶缺陷

常染色隐性遗传，发病机制为 ADA 基因突变或缺陷导致 dATP 大量堆积，使得 T、B 细胞数量减少，影响 T、B 细胞发育。少数患者 T 细胞数量正常，但功能受损，对抗原刺激呈低应答或无应答状态。

（二） 以抗体为主的免疫缺陷病

1. X - 连锁无丙种球蛋白血症 （XLA）

是最常见的以抗体缺陷为主的 PIDD，又称 Bruton 病，为 X 连锁遗传，发病机制为 B 细胞的信号转导分子酪氨酸激酶 （Btk） 基因缺陷。成熟 B 细胞数目减少甚至缺失，血清 Ig 严重降低。见于男性婴幼儿，出生 6 - 9 个月后开始发病。临床表现为反复化脓性细菌感染。

2. 选择性 IgA 缺陷

发病机制与 B 细胞分化缺陷或 Th 细胞功能缺点有关，大多数患者有家族史，遗传方式为常染色体显性或隐性遗传，主要免疫学异常表现为血清 IgA 低，sIgA 水平极低，而 IgM 和 IgG 略高，细胞免疫功能正常。

3. 普通变异型免疫缺陷病 （CVID）

为一组遗传方式不定，病因尚不明确，主要影响抗体合成的 PIDD。患者 IgG 和 IgA 水平明显降低，IgM 可能正常或有不同程度的下降，伴 B 细胞正常或降低，但较 XLA 为轻，临床表现多样。

（三） 吞噬细胞数量、 功能先天性缺陷

1. 慢性肉芽肿病 （CGD）

是细胞色素 B - 色亚单位基因突变所致。中性粒细胞、单核细胞杀菌过程受阻，被吞噬的细菌能在细胞内继续存活和繁殖，并随吞噬细胞游走播散至全身各处。持续的慢性感染可引起吞噬细胞在局部聚集，并持续刺激 CD4$^+$T 细胞形成肉芽肿。患者表现为反复、严重的化脓性感染。

2. 白细胞黏附缺陷 （LAD）

LAD 包括 LAD - 1 和 LAD - 2。LAD - 1 为一种罕见的常染色体隐性遗传病，由于 CD18 基因突变，导致黏附分子表达缺陷，中性粒细胞不能穿出血管壁到达炎症部位。LAD - 2 临床表现与 LAD - 1 相似，但发病机制由于岩藻糖转运蛋白基因突变所致，导致白细胞与内皮细胞黏附作用减弱。

（四）补体缺陷

1. 遗传性血管神经性水肿

为常见的补体缺陷，由C1INH基因缺陷所致。这种补体调节蛋白缺乏可引起C2裂解失控，C2a产生过多，导致血管通透性增高。患者表现为反复发作的皮肤黏膜水肿，若水肿发生于喉头可导致窒息死亡。

2. 阵发性夜间血红蛋白尿

发病机制是编码糖基磷酯酰肌醇（GPI）的pig-磷基因翻译后修饰缺陷。由于GPI合成障碍，患者红细胞膜因缺乏DAF和MIRL而发生补体介导的溶血。临床表现为慢性溶血性贫血、全血细胞减少和静脉血栓形成，晨尿中出现血红蛋白。

三、获得性免疫缺陷病（AIDD）

（一）诱发因素

AIDD是后天因素造成的、继发于某些疾病或使用药物后产生的免疫缺陷病，其诱发因素包括非感染因素（营养不良、恶性肿瘤、医源性免疫缺陷）及感染因素。

（二）获得性免疫缺陷综合征（AIDS）

1. HIV的特点

1）HIV有三个结构基因（gag，pol，env），其中env基因编码的gp120和gp41与HIV侵入免疫细胞有关。

2）HIV主要通过性接触、血液和母婴垂直传播。

2. AIDS的致病机制

（1）HIV侵入免疫细胞的机制　HIV通过其外膜的糖蛋白gp120与靶细胞膜表面CD4分子结合，导致gp120构象改变，暴露出被其掩盖的gp41。gp120-CD4与表达于靶细胞膜表面的趋化因子受体CXCR4（T细胞）或CCR5（巨噬细胞或DC）结合，形成CD4-gp120-CCR5（或CXCR4）三分子复合物。gp41的N末端插入宿主细胞膜，将病毒包膜和细胞膜拉近进，利用膜自身的疏水作用介导病毒包膜与细胞膜融合，使病毒核心进入靶细胞。

（2）HIV损伤免疫细胞的机制

1）CD4$^+$T细胞：①病毒包膜糖蛋白插入细胞膜或病毒颗粒以出芽方式释放，引起细胞膜损伤。②抑制细胞膜磷脂合成，影响细胞膜功能。③感染HIV的CD4$^+$T细胞表达gp120分子，与周围未感染细胞的CD4分子结合，导致细胞融合或形成多核巨细胞，加速细胞死亡。④病毒增殖时产生大量未整合的病毒DNA及核心蛋白分子在胞质内大量积聚，干扰细胞正常代谢，影响细胞生理功能。⑤HIV损伤骨髓CD34$^+$前体细胞，影响CD4$^+$T细胞的生成。⑥HIV诱导感染细胞产生细胞毒性细胞因子，并抑制正常细胞生长因子的作用。⑦HIV诱生特异性CTL或抗体，通过特异性细胞毒作用或ADCC效应而杀伤表达病毒抗原的CD4$^+$T细胞。⑧HIV编码产物有超抗原作用，可引起表达特异TCRVβ链的CD4$^+$T细胞死亡。⑨可溶性gp120、HIV感染DC表面的gp120可与T细胞表面CD4分子交联，通过激活钙通道而使胞内Ca^{2+}浓度升高，导致细胞凋亡。⑩gp120和tau蛋白可增强CD4$^+$T细胞对Fas/FasL效应的敏感性，从而促进其凋亡。

2）B细胞：gp41的羧基末端肽段能诱导多克隆B细胞激活，导致高丙种球蛋白血症并产生多种自身抗体，同时由于CD4$^+$Th细胞群数量大量减少也减弱了B细胞克隆活化的能力。

3）巨噬细胞：HIV感染单核-巨噬细胞，可损伤其趋化、黏附和杀菌功能，同时减少细胞表面MHC-Ⅱ类分子表达，使其抗原提呈能力下降。

4）树突状细胞：淋巴结和脾脏中的树突状细胞通过Fc受体结合病毒-抗体复合物，其表面成为HIV的储存库，不断感染淋巴结和脾脏内的Mφ和CD4$^+$T细胞，致使外周免疫器官发生结构和功能损坏。HIV感染后，组织和外周血中树突状细胞数目大幅减少，功能下降。

5）NK 细胞：HIV 感染后，NK 细胞数目并不减少，但其分泌 IL－2、IL－12 等细胞因子的能力下降，使其细胞毒活性下降。同时 HIV 感染后细胞产生的 tau 蛋白与 NK 细胞结合后可干扰 NK 细胞的天然细胞毒性，使其难以发挥杀伤靶细胞的作用。

（3）HIV 逃逸免疫攻击的机制

1）表位序列变异：HIV 抗原表位可频繁发生变异，从而影响 CTL 识别，或逃避中和抗体的作用。

2）树突状细胞与免疫逃逸：树突状细胞能通过表面的 DC－SIGN 与 gp120 结合，完整地包裹病毒颗粒，导致 HIV 免于失活和被吞噬。

3）潜伏感染：被病毒潜伏感染的细胞表面并不表达 HIV 蛋白，从而有利于 HIV 逃避机体免疫系统识别和攻击。

3. AIDS 的预防和治疗

（1）预防　宣传教育；控制并切断传播途径，如禁毒、控制性行为传播、对血液及血制品进行严格检验和管理；防止医院交叉感染。最有效措施是加强个人防护和接种疫苗。

（2）治疗　将病毒生活周期的多个环节作为治疗靶点，联合用药，可以降低病毒载量以缓解病情。临床上目前常用的抗 HIV 药物有核苷类、非核苷类反转录酶抑制剂和蛋白酶抑制剂等。

（王芙艳）

第十九章 肿瘤免疫

重点	肿瘤抗原；机体抗肿瘤免疫的机制；肿瘤免疫逃避的机制；肿瘤的免疫学检测
难点	肿瘤抗原的分类和特征；肿瘤的免疫学治疗
考点	肿瘤抗原；机体抗肿瘤免疫的机制；肿瘤免疫逃避的机制；肿瘤的免疫学检测

速览导引图

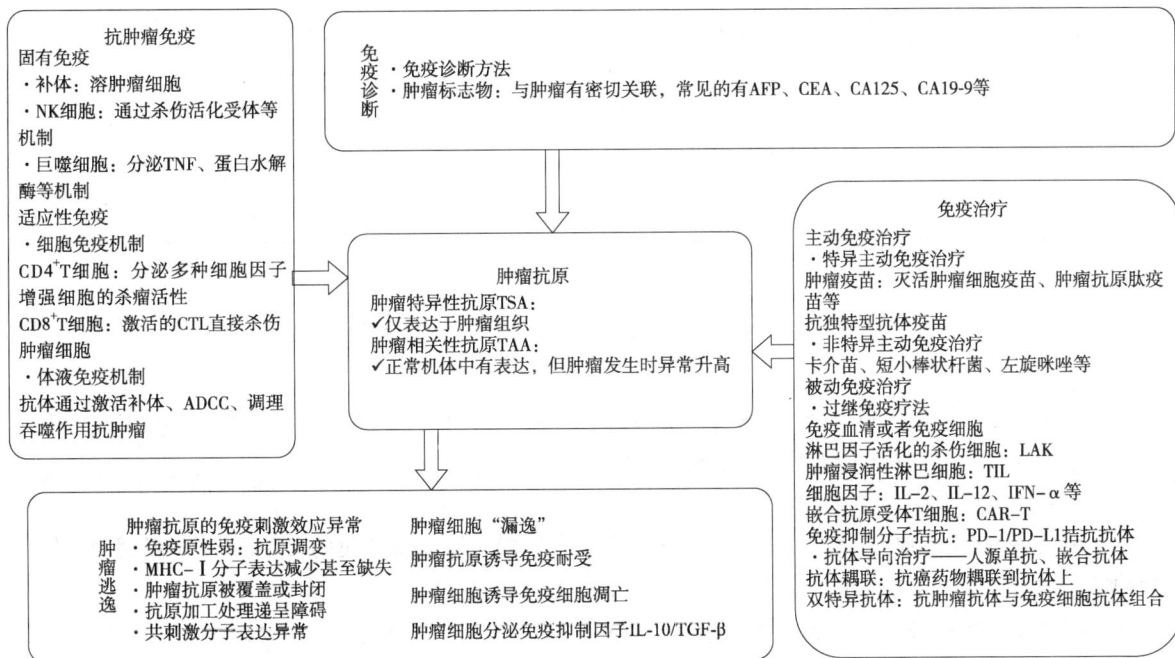

一、肿瘤抗原

1. 定义

肿瘤抗原：指细胞在癌变过程中所出现的新抗原（neoantigen）、肿瘤细胞异常或过度表达的抗原物质的总称。

研究肿瘤抗原很有意义。在预防方面，掌握肿瘤发生的原因，如基因突变、病毒感染，就可以进行尽早的干预和预防；实验室检测肿瘤各类抗原，对肿瘤诊断有重要作用；肿瘤的标志性抗原能够成为肿瘤治疗的靶点。还有更多的肿瘤抗原需要用更先进的方法发现和研究。

尽管肿瘤细胞和组织能表达出某些肿瘤抗原，但大多数肿瘤抗原免疫原性比较弱，或者就是自身抗原的异常表达而已。因此，研究肿瘤抗原的免疫原性也有意义。

2. 分类

肿瘤抗原的分类多，还表现出明显的个体特异性。部分重要的肿瘤抗原及产生机制见表19－1。

表19－1 部分重要的肿瘤抗原及产生机制

产生机制	肿瘤抗原	主要相关肿瘤
致癌病毒产物	人乳头瘤病毒E6和E7蛋白	宫颈癌
	EB病毒核抗原（EBNA－1）蛋白	鼻咽癌、EB病毒相关淋巴瘤
基因突变或（抑）癌基因产物	突变的p53蛋白	约50%的人类肿瘤
	突变的Ras蛋白	约10%的人类肿瘤
	过表达的Her－2/neu	乳腺癌等
糖基化蛋白	神经节苷脂GM2和GD2	黑色素瘤
正常组织中的隐蔽抗原	黑色素瘤抗原MAGE－1/MAGE－3	黑色素瘤等
胚胎抗原	癌胚抗原（CEA）	结肠癌等
	甲胎蛋白（AFP）	肝癌
分化抗原	CD10/CD20	B淋巴瘤
	前列腺特异抗原（PSA）	前列腺癌

（1）根据肿瘤抗原的特异性分类

1）肿瘤特异性抗原（tumor specific antigen，TSA）：只在肿瘤组织中表达而不存在于正常组织的抗原，或肿瘤细胞特有的抗原。

2）肿瘤相关性抗原（tumor associated antigen，TAA）：在正常机体中有表达，但在肿瘤发生时其表达部位改变或表达量异常升高，如胚胎抗原、某些糖蛋白等。

（2）根据肿瘤抗原分布及表达特点分类

1）突变基因编码抗原：物理因素、化学因素、病毒感染和自发突变是常见的突变原因，癌基因的活化和抑癌基因的失活是肿瘤发生的重要原因。

2）病毒基因编码抗原：病毒基因整合进宿主细胞，与宿主细胞基因组发生整合，编码的产物可能具有致癌效应。

3）肿瘤共享抗原：表达在多种肿瘤细胞上的同一种抗原。

4）过量表达的抗原：这种抗原在正常细胞也有表达，并非基因突变产物，但在肿瘤细胞中出现高表达。

5）不同剪切所致变异体或融合蛋白抗原：由于剪切方式不同，导致一些剪切变异体或融合蛋白，例如慢性髓性白血病出现的Bcr/Abl融合蛋白等。

6）肿瘤相关的自身抗原。

7）组织特异性分化抗原：在某些细胞特定的分化阶段表达而在正常细胞中不表达的抗原，当细胞发生恶性转化并发展为肿瘤细胞后可高表达此类抗原，因此也被称为分化抗原。

3. 常见的人类肿瘤抗原

（1）癌基因和抑癌基因突变所编码的蛋白质　癌基因突变后异常活化现象与肿瘤发生密切相关，如乳腺癌中高表达的 Her－2/neu 蛋白等。抑癌基因突变产物也被视为肿瘤抗原，如 p53 基因突变产物等。

（2）转化病毒癌基因编码的蛋白质　某些肿瘤由病毒感染引起，病毒整合后可编码异常蛋白质，如 SV40 病毒转化细胞表达的 T 抗原、HPV 诱发人宫颈癌的 E6 与 E7 抗原等。

（3）异常表达的自身成分

1）组织特异性抗原或分化抗原：特定组织细胞在正常分化、成熟为某一阶段的特征性标志。故来源于特定组织的肿瘤可表达该组织的分化抗原，如白细胞分化抗原作为白血病分型标志。

2）胚胎抗原：正常情况下，胚胎抗原仅表达于发育中的胚胎组织，出生后在成熟组织中几乎不表达，某些癌变细胞可重新表达或者分泌此类抗原。如甲胎蛋白（alpha－fetal protein，AFP）和癌胚抗原（carcinoembryonic antigen，CEA）。

（4）共同肿瘤抗原

（5）体细胞突变产生的独特型决定簇

二、机体抗肿瘤的免疫学效应机制

1. 机体固有免疫的抗肿瘤作用

（1）补体的溶细胞作用　需在体液免疫协同下才能发挥作用。

（2）NK 细胞的杀瘤效应　抗肿瘤的第一道防线，无需致敏，不受 MHC 限制。

（3）巨噬细胞的杀瘤效应　既可以作为抗原提呈细胞，也可以直接溶解肿瘤细胞。抗肿瘤的第一道防线，无需致敏，不受 MHC 限制。

（4）NKT 细胞对肿瘤细胞的细胞毒作用　通过识别非 MHC 分子 CD1 而活化，分泌大量细胞因子。IL－12 对 NKT 细胞有活化作用。

2. 机体适应性免疫的抗肿瘤作用

（1）抗肿瘤的细胞免疫机制　CD4$^+$T 细胞：Th1 细胞是抗肿瘤的主要效应细胞，通过分泌 IL－2、IFN－γ 等细胞因子诱导 CD8$^+$ CTL 细胞的活化与增殖；同时 IFN－γ 也可激活巨噬细胞，促进巨噬细胞吞噬并杀伤肿瘤细胞的能力。

CD8$^+$T 细胞是机体抗肿瘤效应的关键细胞，通过识别肿瘤抗原肽－MHC Ⅰ 类分子复合物，分泌穿孔素、颗粒酶等物质裂解细胞，从而高效特异性杀伤肿瘤细胞。

（2）抗肿瘤的体液免疫机制　抗体依赖的细胞介导的细胞毒作用（ADCC）：具有杀伤性的细胞如 NK 细胞通过其表达的 Fc 受体识别包被于靶抗原上的抗体 Fc 段，直接杀死肿瘤细胞。

抗体的免疫调理作用：抗体、补体与吞噬细胞表面结合，促进吞噬细胞吞噬肿瘤细胞。

抗体的其他抗肿瘤作用：如抗 Her2 的单克隆抗体（曲妥珠单抗）与 Her2 结合后，能封闭其下游生长信号，抑制肿瘤细胞生长；抗体还能结合肿瘤抗原，改变其黏附特性，抑制肿瘤细胞的生长或转移。

三、肿瘤的免疫逃逸机制

1. 肿瘤抗原的免疫刺激效应异常

（1）肿瘤抗原的免疫原性弱　抗原调变即在某些情况下，肿瘤抗原可发生表位减少或丢失，从而逃避免疫系统的识别和杀伤。

（2）MHC 分子表达减少甚至缺失　通常情况下，肿瘤细胞 MHC－Ⅰ 类分子表达缺陷或低下，致使肿瘤细胞内抗原无法提呈，导致 CD8$^+$ CTL 无法识别和杀伤肿瘤细胞。

（3）肿瘤抗原被覆盖或封闭　由于多种原因导致肿瘤抗原被覆盖或封闭，导致无法刺激免疫系统对其产生应答效应。

（4）肿瘤抗原加工、处理和递呈障碍。

（5）共刺激分子表达异常　某些肿瘤细胞表面的 CD80 等共刺激分子低下或缺乏。

2. 肿瘤细胞"漏逸"

肿瘤细胞一旦生长迅速并形成瘤细胞集团后，肿瘤抗原编码基因发生突变，从而干扰或逃避机体的免疫识别。

3. 肿瘤抗原诱导免疫耐受

肿瘤抗原免疫原性通常很弱，难以刺激机体对其产生免疫应答，因此诱导机体产生免疫耐受，也是肿瘤免疫逃逸的一种方式。

4. 肿瘤细胞诱导免疫细胞凋亡

肿瘤细胞高表达 PD-1 等负调节分子，与 T 细胞表面的 Fas 结合诱导 T 细胞凋亡，减弱免疫系统对其的杀伤效应。

5. 肿瘤细胞分泌免疫抑制因子 IL-10/TGF-β 等

负调节因子下调机体免疫反应，导致机体对肿瘤低应答或无应答状态。TGF-β 是一类诱导 Treg 细胞产生的关键细胞因子，而 Treg 细胞在肿瘤微环境中，占淋巴细胞总数的 20%~50%，对肿瘤逃避免疫应答起重要作用。

四、肿瘤的免疫学诊断与免疫学治疗

1. 肿瘤的免疫学诊断

（1）肿瘤标志物　与肿瘤有密切关联，可用于肿瘤诊断的抗原物质，常见的有 AFP、CEA、CA125、CA19-9、TPA、CSA、PAP 等。

（2）免疫功能评价　T 细胞及其亚群的数量与功能：Th1 细胞与 CTL 细胞是机体抗肿瘤的主要效应细胞，而 Th2 细胞和 Treg 细胞则与肿瘤免疫逃逸有关，因此检测 Th1/Th2 细胞群的比值、Treg 细胞的数量、T 细胞的功能等有助于了解机体抗肿瘤免疫的效应。

NK 细胞、巨噬细胞的功能：NK 细胞的细胞毒效应、巨噬细胞的吞噬与杀伤效应是机体抗肿瘤免疫的重要评价因素。

细胞因子水平：I 型细胞因子（IL-2、IFN-γ 等）水平升高有助于抗肿瘤免疫，Ⅱ型细胞因子（IL-4、IL-10 等）及 TGF-β 等有助于肿瘤的免疫逃逸作用。

2. 肿瘤的免疫学治疗

（1）主动免疫治疗

1）非特异主动免疫治疗：目前常用的非特异性刺激因子有卡介苗、短小棒状杆菌、左旋咪唑等，可通过非特异性提高机体免疫力，进而发挥抗肿瘤作用。

2）特异主动免疫治疗：肿瘤疫苗即灭活肿瘤细胞疫苗、肿瘤抗原肽疫苗等。APC 疫苗是其中一个热点。DC 是抗原提呈功能最强的 APC，可以通过肿瘤抗原刺激 DC，或者肿瘤抗原编码基因导入 DC 使之表达肿瘤抗原肽，可促进特异性抗肿瘤免疫。病毒疫苗也可以达到预防肿瘤的作用，HPV 疫苗可以保护机体预防宫颈癌的发生，HBV 疫苗对原发性肝癌也有很好的预防作用。

（2）被动免疫治疗

1）过继免疫疗法：把具有抗肿瘤活性的免疫血清或者免疫细胞转输到免疫功能低下的肿瘤患者。

淋巴因子（主要为 IL-2）活化的杀伤细胞（LAK）：分离肿瘤患者的 PBMC，加入 IL-2 体外培养 4~6

天，回输给患者，可非特异性杀伤肿瘤细胞。

肿瘤浸润性淋巴细胞（TIL）：在实体瘤或周围淋巴结中，分离出肿瘤抗原致敏而具有特异性抗肿瘤作用的 T 细胞。

细胞因子：IL-2、IL-12、IFN-α 等。

嵌合抗原受体 T 细胞：嵌合抗原受体 T 细胞，简称为 CAR-T。嵌合抗原受体（CAR）是 CAR-T 的核心部件，赋予 T 细胞 HLA 非依赖的方式识别肿瘤抗原的能力，这使得经过 CAR 改造的 T 细胞相较于天然 T 细胞表面受体 TCR 能够识别更广泛的目标。CAR 的基础设计中包括一个 TAA 结合区（通常来源于单克隆抗体抗原结合区域的 scFv 段），一个胞外铰链区、一个跨膜区和一个胞内信号区。

PD-1/PD-L1 拮抗抗体：通过单克隆抗体拮抗 PD-1/PD-L1 之间的结合，从而唤醒免疫细胞，保护淋巴细胞的活性，通过患者自身的免疫系统攻克癌细胞。

2）抗体导向疗法：肿瘤的抗体导向疗法是指利用抗体与肿瘤抗原的特异性结合效应，将抗体耦联的治疗剂引导向肿瘤组织细胞的一种生物治疗方式。

抗体及抗体靶向治疗：由于抗体能特异性结合抗原，在肿瘤治疗中的主要策略有治疗性抗体或者向肿瘤组织靶向富集生物活性成分。抗体的生产方式主要是利用基因工程制备人源化单抗、嵌合抗体等等。

治疗性抗体目前有许多药物上市。例如：针对分化抗原 CD20 的利妥昔单抗，用于治疗非霍奇金淋巴瘤；针对生长因子受体 EGFR 的西妥昔单抗，用于治疗结肠癌；针对生长因子 VEGF 的贝伐单抗，抑制肿瘤组织的新生血管生成。此外，针对负性分子的抗体也有很好的应用，如针对 CTLA-4 的伊匹单抗，针对 PD-1/PD-L1 的抗体等。

抗体靶向治疗：利用抗体与肿瘤抗原的特异性结合能力，将抗癌药物耦联到抗体上，或者制备双特异抗体，抗肿瘤抗体与免疫细胞抗体组合，也都有很大的临床应用前景。

（张 冉）

第二十章 移植免疫

重点	移植免疫中参与的免疫细胞与免疫分子，移植排斥的免疫学机制与临床移植排斥发生的类型
难点	临床移植排斥发生的免疫学机制，T细胞识别移植抗原的类型
考点	Allo－反应性T细胞识别机制，移植抗原与移植抗体的临床意义，临床移植配型的原则

速览导引图

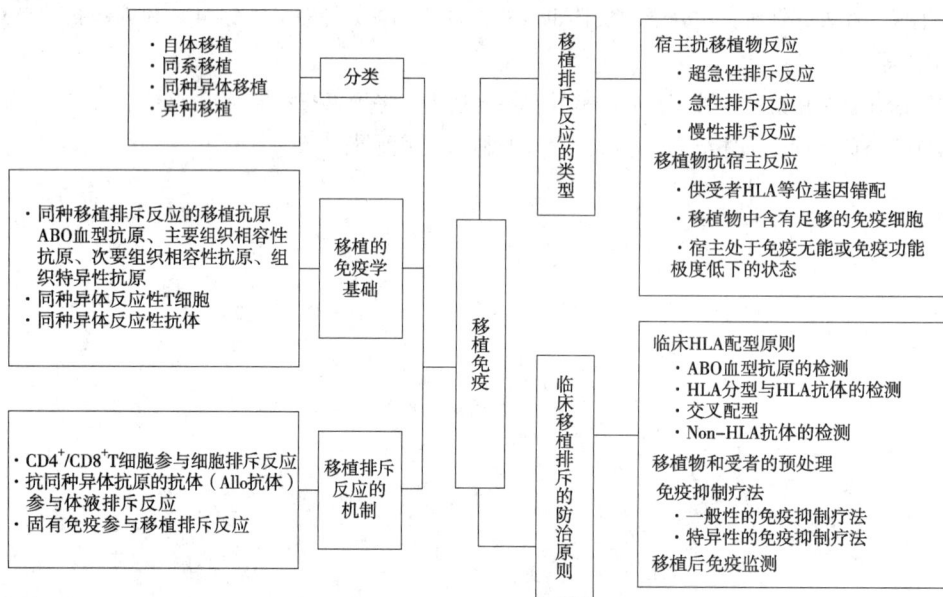

移植指将机体正常的细胞、组织或器官导入自体或另一个体，以替代病变或者丧失功能的细胞、组织或器官，维持和重建机体正常生理功能的治疗方法。免疫系统能识别自身和非己抗原，发挥免疫防御和免疫监视功能。但在移植中，免疫系统这种防御机制对移植器官视为非己，表现为对移植器官的免疫排斥反应；如果移植骨髓或造血干细胞，这些植入的细胞分化发育为供体来源的免疫细胞后，对受体组织器官产生免疫应答反应，称为移植免疫（transplantation immunology）。

一、移植分类

根据移植的组织、细胞或器官的类型将临床移植分为：①实体器官移植；②骨髓/造血干细胞移植；③组织/细胞移植。根据供体的状态分为活体器官移植和尸体器官移植；根据造血干细胞捐献供体与受者的血源关系，将骨髓移植分为亲属相关和无血源相关的骨髓/造血干细胞移植两类。

移植不同组织器官和细胞，所产生的免疫反应是不同的。根据移植物的来源及其遗传背景不同，又将移植分为4类：①**自体移植**，指移植物取自受者自身，不发生排斥反应；②**同系移植**，指遗传基因完全相同或基本近似个体间的移植，如单卵双生子间的移植，或近交系动物间的移植，一般不发生排斥反应；③**同种异体移植**，指同种内遗传基因不同的个体间移植，临床移植多属此类型，一般均发生排斥反应；④**异种移植**，指不同种属个体间的移植，由于异种动物间遗传背景差异甚大，移植后发生严重的排斥反应的可能性非常大。同种异体移植是本章学习的重点。

二、移植免疫学基础

机体免疫系统识别外来抗原并排除异己是免疫防御功能的重要表现。由于个体间基因多态性导致其编码产物不同，移植物中某些抗原成分被受者免疫系统视为异物，产生排斥反应。这种抗原是引起移植排斥反应的抗原，称为组织相容性抗原或移植抗原，主要包括红细胞血型抗原、主要组织相容性抗原、次要组织相容性抗原和组织特异性抗原等。

（一）同种异体反应的移植抗原

1. ABO 血型抗原

主要分布于红细胞表面，也表达于肝、肾等组织细胞和血管内皮细胞表面。ABO 血型相容性是临床器官移植选择供受者第一重要的配型因素。

2. 主要组织相容性抗原

即人类白细胞抗原（HLA），分为 HLA - Ⅰ类和 HLA - Ⅱ类分子。HLA - Ⅰ类分子表达在所有有核细胞表面；HLA - Ⅱ类分子表达在抗原提呈细胞表面。HLA 抗原在人群中具有高度多态性，供 - 受者 HLA 错配是发生移植排斥反应的主要原因。

3. 次要组织相容性抗原（minor histocompatibility antigen，mH 抗原）

某些具有多态性基因编码的抗原，表达于机体组织细胞表面。由于人群中的个体差异，可引起移植排斥反应。主要包括两类：①性别相关的 mH 抗原，如 Y 染色体基因编码的 H - Y 抗原；②常染色体编码的 mH 抗原，在人类包括 HA - 1 ~ HA - 5 等。

4. 组织特异性抗原

指特异性表达于某一器官、组织或细胞表面的抗原，如血管内皮细胞抗原和主要组织相容性 Ⅰ类相关分子（MHC - class Ⅰ related chain A，MICA）等。

（二）同种异体反应性 T 细胞

同种异体反应性 T 细胞（alloreactive T cell）是受者识别移植抗原和介导移植排斥的关键细胞。同种异体移植时大量同种异体反应 T 细胞活化，诱导细胞免疫应答反应。受者 T 细胞受体识别移植物 MHC 分子的方式有直接识别和间接识别两种方式。

1. 直接识别

直接识别指受者的同种反应性 T 细胞直接识别供者 APC 表面的 MHC 分子或是由其提呈的抗原肽 - 同种异体 MHC 分子复合物（pMⅡC），并产生免疫应答。在直接识别过程中，受者同种反应性 T 细胞的 TCR 所识别的 pMHC，主要是供者 APC 表面的外来抗原肽 - 供者 MHC 分子或供者自身肽 - 供者 MHC 分子。直接识别主要在急性移植排斥反应的早期起重要作用。

2. 间接识别

间接识别指供者移植物的脱落细胞经受者 APC 摄取、加工，以供者来源的同种异体抗原（主要是 MHC 抗原）的抗原肽 - 受者 MHC 分子复合物的形式提呈给受者 T 细胞，使其识别并活化。间接识别主要在急性排斥反应中晚期和慢性排斥反应中起重要作用。

（三）同种异体反应性抗体

同种异体反应性抗体（Alloantibody，Allo 抗体）主要是指受者免疫系统针对进入机体的抗原产生的特异性抗体。这种抗体产生的途径主要有：①输血；②妊娠；③器官移植。如果受者体内中 Allo 抗体是抗供者特异性的，称该抗体为抗供者特异性抗体（donor specific antibody，DSA）。

三、移植排斥反应的机制

器官移植时，受者免疫系统将外来的组织或器官等移植物作为一种"异己成分"，发动对移植物的特异性免疫攻击，导致移植物的损伤及其功能丢失，称为移植排斥反应（transplant rejection）。

（一）T 细胞在移植排斥反应中的作用

T 细胞介导的细胞免疫应答在同种移植排斥反应中发挥关键作用，CD4$^+$T 和 CD8$^+$T 细胞均参与了对移植物的排斥反应，其损伤机制是：①Th1 细胞通过分泌 IL-2、IFN-β 和 TNF-β 等炎性细胞因子，聚集单核-巨噬细胞等炎性细胞，导致移植物周围的炎症损伤。Th2 细胞可辅助 B 细胞产生抗体。②同种抗原特异性 CTL 细胞可直接杀伤移植物细胞，造成移植物组织损伤与坏死。③Th17 细胞可释放 IL-17，招募中性粒细胞，介导炎性细胞的浸润和组织损伤。

（二）体液免疫排斥反应

移植抗原也可激发 B 细胞产生抗同种异体抗原的抗体（Allo 抗体）。Allo 抗体通过激活补体经典途径、ADCC、免疫调理等作用，导致移植物血管内皮细胞损伤、毛细血管内凝血、血小板聚集、细胞溶解和促炎介质的释放等，引起对移植物的免疫排斥反应。抗体是参与超急性排斥反应的主要效应分子，也在急性和慢性移植排斥反应中发挥一定作用。

（三）固有免疫排斥反应

在同种器官移植术中，器官组织处于离体的状态，有许多因素引起移植物的损伤，如：①机械损伤；②缺血损伤；③缺血-再灌注损伤。上述损伤可诱导细胞应激和表达损伤相关的分子模式（DAMP），趋化固有免疫细胞，包括 NK 细胞、中性粒细胞等进入损伤部位，继发炎性反应，导致移植物组织细胞损伤和死亡。

四、移植排斥反应的类型

根据移植物种类，同种异体移植的排斥反应包括两种基本类型：宿主抗移植物反应（HVGR）和移植物抗宿主反应（GVHR）。

（一）宿主抗移植物反应

宿主抗移植物反应（host versus graft reaction，HVGR）是宿主免疫系统对移植物发动攻击，导致移植物被排斥的免疫应答反应。根据排斥反应发生的时间、强度、机制和病理表现，移植排斥分为超急性排斥、急性排斥和慢性排斥反应三类。本节以肾移植为例进行介绍。

1. 超急性排斥反应

超急性排斥反应指移植器官与受者血管接通后数分钟至 24 小时内发生的排斥反应，见于反复输血、多次妊娠或再次移植的个体。由于受者体内预先存在抗供者移植抗原的抗体（IgM 或 IgG），包括抗供者 ABO 血型抗原、血小板抗原、HLA 抗原及血管内皮细胞抗原的抗体。免疫抑制药物对此类排斥反应效果不佳，当前临床肾移植前进行供者淋巴细胞和受者血清之间的交叉反应，基本上避免了超急性排斥反应的发生。

2. 急性排斥反应

急性排斥反应是同种异体器官移植中最常见的一类排斥反应，一般在移植术后几天至 2 周左右出现。早期以细胞免疫为主，体液免疫也起一定的作用。急性排斥反应的晚期则以体液排斥反应为主。针对此类反应，临床上及早给予适当的免疫抑制剂治疗可有较好的疗效。

3. 慢性排斥反应

慢性排斥反应发生于移植后数周、数月、甚至数年，其病理改变类似于慢性肾炎。发生机制主要包括：①急性排斥反应反复发作造成的移植物组织病理损伤；②CD4⁺T 间断性活化引起的炎症和血管内皮的纤维化；③抗 HLA 或 Non‐HLA 特异性抗体介导的体液排斥反应。

（二）移植物抗宿主反应

移植物抗宿主反应（graft versus host reaction，GVHR）发生与下列因素有关。①受者与供者间 HLA 基因座位的等位基因错配；②移植物中含有足够数量残留的免疫细胞，尤其是成熟的 T 细胞；③宿主（移植受者）处于免疫无能或免疫功能极度低下的状态，如接受免疫抑制的治疗或存在一定程度的免疫缺陷。

GVHR 最常发生于异基因骨髓移植之后。供者的造血干细胞分化发育成为受者外周血的淋巴细胞，视受者组织器官为异物，引起急性或慢性移植物抗宿主病（GVHD）。此外，临床肝脏、小肠移植以及新生儿接受大量输血时也可能发生 GVHD。急性 GVHD 发生于供‐受者 HLA 不相配或未对移植物中的 T 细胞进行清除处理，一般发生在移植后数天，导致靶器官上皮细胞的免疫损伤。除由移植物中成熟 T 细胞介导的细胞免疫反应外，NK 细胞的自然杀伤作用也可能参与其中。慢性 GVHD 表现为一个或多个器官的纤维化和萎缩，最终导致所累及的器官功能丧失。因此，为预防临床上骨髓移植 GVHD 的发生，尽可能为患者选择 HLA‐A、B、C、DRB1 和 DQB1 五个基因座位 10 个等位基因全相合的供者。

五、临床移植排斥的防治原则

临床移植包括实体器官移植和骨髓/造血干细胞移植。实体器官移植主要的防治原则是免疫抑制，最理想的策略是建立受者对移植器官的特异性免疫耐受。骨髓/造血干细胞移植主要的治疗原则是降低 GVHD 的发生程度。

（一）临床 HLA 配型原则

移植成败主要取决于供、受者间的组织是否相容或相容的程度。因此，临床在进行器官移植和骨髓/造血干细胞移植之前，都要对受者‐供者进行 HLA 配型，须进行一系列检测。

1. ABO 血型抗原的检测

器官移植必须遵循供受者 ABO 血型相容性的原则，但骨髓/造血干细胞移植对 ABO 血型相容性并不严格要求。

2. HLA 分型检测

供‐受者的 HLA 抗原在移植前都要进行分型测定。在器官移植中，HLA‐DR 对器官移植排斥影响最重要，其次为 HLA‐B 和 HLA‐A 抗原。由于供体的短缺和当前使用高效的免疫抑制剂，临床在选择器官移植的供体时，不再考虑 HLA‐A、B 和 DR 抗原的匹配。但在骨髓移植选择供者时严格要求 HLA‐A、B、C、DRB1 和 DQB1 等位基因的配型。

3. HLA 抗体的检测

接受输血、怀孕或经历过移植的患者体内有可能存在相应的抗 HLA 抗体，因此，临床移植前需对患者的血液中的抗 HLA Allo‐抗体进行检测。

4. 交叉配型

目前临床对器官移植的交叉配型的方法有两种。①补体依赖性细胞毒试验（CDC）。②T/B 淋巴细胞流式交叉配型试验。两种方法都是用受者的血清与供者的 T 和 B 淋巴细胞反应来测试受者血液中是否预存有抗供者移植抗原特异性的抗体（DSA），以排除超急性或急性排斥反应的风险。

5. Non‐HLA 抗体的检测

最近研究表明，除 HLA 抗体外，非 HLA 抗体如抗 MICA 抗体等，对器官移植免疫排斥起一定的作用。检测这些抗体对预防器官排斥反应，选择不同的治疗方案具有重要的意义。

（二） 移植物和受者的预处理

1. 移植物预处理

实体器官移植时，尽可能清除移植物中过路白细胞；在异基因骨髓移植中，为预防 GVHD，一般预先清除骨髓移植物中的 T 细胞。

2. 受者预处理

在实体器官移植中，对移植抗原致敏的受者，在术前要用进行血浆置换和静脉输入人免疫球蛋白（IVIG）治疗，以降低抗体的浓度；对骨髓移植的患者需要进行清髓处理。

（三） 免疫抑制疗法

同种异体移植术后一般均发生不同程度排斥反应，应用适度的免疫抑制剂是防治排斥反应的常规疗法，且当前器官移植受者需要终生服用免疫抑制剂药物。

1. 一般性的免疫抑制疗法

（1）抗细胞增殖类药　硫唑嘌呤（Azathioprine，Aza）：抑制细胞核酸合成，阻止淋巴细胞增殖的免疫抑制药物，对移植前诱导免疫抑制有一定的作用，临床多应用于器官移植前的预防性用药。

吗替麦考酚酯（Mycophenolate mofetil，MMF）：霉酚酸（MPA）的前体，对淋巴细胞具有高特异性抗增殖作用，是临床常用的免疫抑制剂。

（2）阻断 IL-2 类药物　环孢素 A（Cyclosporin A，CsA）和他克莫司（FK506）抑制多种细胞因子如 IL-2、IFN-γ 的产生，阻断 T 细胞活化，抑制 CTL 的增殖和 IL-2R 的表达，对静息状态的 T 细胞的活化增殖具有高选择性的抑制作用。

（3）糖皮质激素类药物　用于器官移植中的免疫抑制的诱导，维持和抗排斥反应治疗。

2. 特异性免疫抑制疗法

特异性免疫抑制剂多为生物制剂，已有多种单抗应用于抗器官移植排斥反应。

（1）抗体类　抗胸腺细胞球蛋白（ATG）和抗 CD3 单抗（OKT3）可迅速清除成熟 T 细胞。抗 CD20 人源化的单克隆抗体（利妥昔单抗，Ritumimab）可以清除 B 细胞。

（2）融合蛋白　CTLA-4Ig 是通过基因工程制备的 CTLA-4 和人 IgG1 重链 Fc 段重组的可溶性融合蛋白，可直接与 CD28 分子竞争性结合抗原提呈细胞的 CD80/86，从而阻断 T 细胞活化的第二信号，使 T 细胞处于无能状态，达到免疫抑制的目的。

（四） 移植后的免疫监测

移植后的监测有助于及时采取防治措施。常用检测指标包括：①抗供者特异性抗体（DSA）和移植物活检组织中 C4d 免疫组化的检测；②淋巴细胞亚群百分比和功能测定；③免疫分子水平测定；④血清免疫抑制剂药物浓度检测。

（邹义洲）

第二十一章　免疫学防治

<table>
<tr><td>重点</td><td>免疫预防的定义、分类，疫苗的种类和应用，免疫治疗的分类和应用</td></tr>
<tr><td>难点</td><td>被动免疫和主动免疫的定义、区别，免疫治疗的分类</td></tr>
<tr><td>考点</td><td>被动免疫和主动免疫的定义、区别，疫苗的种类和应用，免疫治疗的分类</td></tr>
</table>

速览导引图

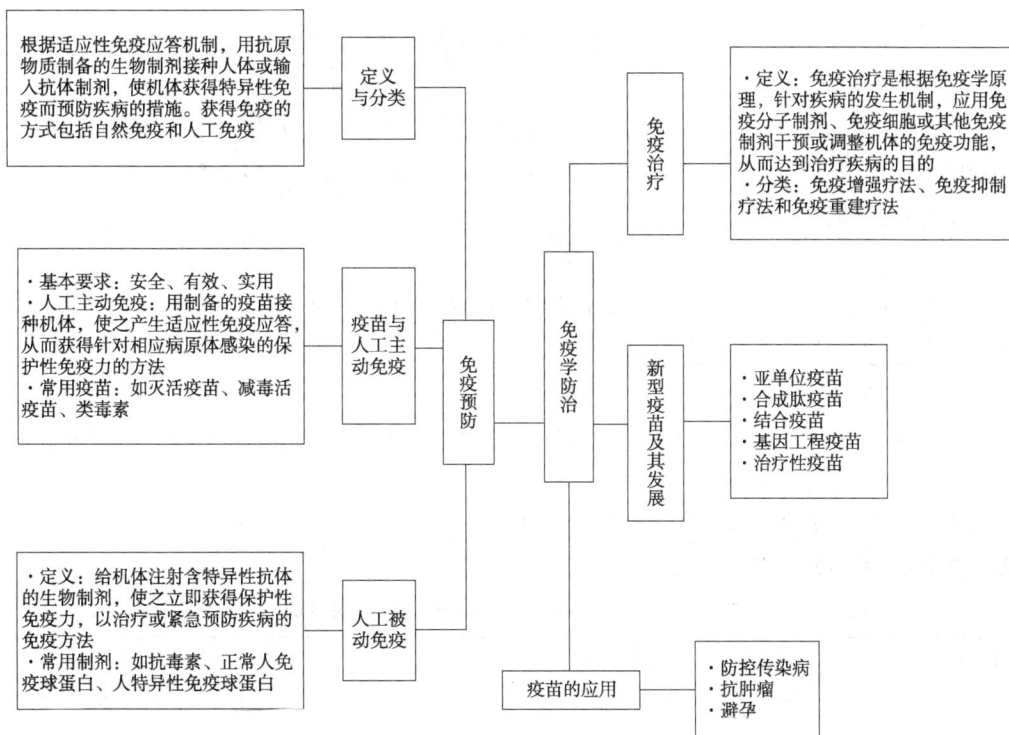

一、免疫预防

（一）定义与分类

1. 免疫预防

根据适应性免疫应答机制，用抗原物质制备的生物制剂接种人体或输入抗体制剂，使机体获得特异性免疫力而预防疾病的措施。

2. 人体获得特异性免疫的方式

（1）自然免疫是机体感染病原体（包括隐性感染）后产生适应性免疫应答而建立或通过自然方式如胎儿通过胎盘从母体获得特异性抗体的方式获得的免疫。

（2）人工免疫是人为地给机体注射疫苗类或抗体制剂而使之获得特异性免疫。根据生物制剂种类的差别，人工免疫可分为人工主动免疫和人工被动免疫，两者的主要区别见表 21 - 1。

表 21 - 1　人工主动免疫与人工被动免疫的主要区别

区别点	人工主动免疫	人工被动免疫
接种或输注物质	疫苗、类毒素等抗原	抗体（如人免疫球蛋白制剂）
免疫力产生时间	慢，接种后 1 ~ 4 周产生	快，输注后立即产生
免疫力维持时间	长，数月 ~ 数年	短，2 ~ 3 周
临床应用	预防	治疗或紧急预防

（二）疫苗

1. 定义

接种后可激发机体产生适应性免疫应答，使机体获得对特定疾病的保护性免疫力的生物制剂的统称。

2. 疫苗制备的基本要求

（1）安全　疫苗主要用于健康人群尤其是儿童免疫程序的预防接种，属于特殊的生物源性制剂，其对人体的安全性至关重要。

（2）有效　制备疫苗的抗原应具有强免疫原性，接种后能有效激活细胞免疫和体液免疫应答，并能诱导形成免疫记忆，才能维持长期的保护性免疫力。

（3）实用　疫苗的可接受性十分重要，否则难以达到接种人群的高覆盖率。在保证免疫效果的前提下尽量简化接种程序，如口服疫苗、多价疫苗。同时要求疫苗易于保存、运输、价格低廉。

（三）人工主动免疫

1. 定义

人工主动免疫是用病原微生物或其抗原成分制备的疫苗接种机体，使之产生适应性免疫应答，从而获得针对相应病原体感染的保护性免疫的方法。

2. 常用疫苗

（1）灭活疫苗　又称死疫苗，是用免疫原性强的病原微生物标准菌种或病毒株经人工大量培养后，采用物理或化学方法灭活而制备的疫苗。

（2）减毒活疫苗　是用无毒力的或经人工诱变使毒力大幅度减弱后的活病原微生物制成的疫苗。灭活疫苗与减毒活疫苗的主要区别见表 21 - 2。

表 21 - 2　灭活疫苗与减毒活疫苗的主要区别

区别点	灭活疫苗	减毒活疫苗
制剂特点	毒力强，经理化方法灭活的死病原微生物制备而成	无毒或毒力弱，活病原微生物制备而成
接种量及次数	量较大，2 ~ 3 次	量较小，1 次
免疫效果	较差，免疫力维持半年 ~ 1 年	较好，免疫力维持 3 ~ 5 年甚至更长
不良反应	较重（发热、局部或全身反应）	较轻
回复突变	不回复突变	可恢复突变而恢复毒力
储存稳定性	易保存和运输，4℃下有效期 1 年	不易保存和运输，室温下易失活，4℃下可保存数周，冷冻干燥可保存较长时间

（3）类毒素　是用细菌的外毒素经 0.3% ~ 0.4% 甲醛处理制成。因其已失去外毒素的毒性，但保留免

疫原性，接种后能诱导机体产生抗毒素。

3. 人工主动免疫的注意事项

（1）接种对象　按照计划免疫程序或根据传染病的流行情况和人群免疫水平的检测结果确定接种对象，防止盲目接种。

（2）接种剂量、次数和间隔时间　根据疫苗的特性，制定接种计划。

（3）接种途径　死疫苗采用皮下注射或肌内注射方式接种；活疫苗可经皮内注射、皮上划痕和自然感染途径接种。

（4）接种后反应　包括局部的反应如红肿、疼痛以及头疼、发热等反应，少数人接种后可引起严重的超敏反应。

（5）疫苗接种禁忌证　个体处于某种病理或生理状态下接种疫苗后，可能会极大地增加异常反应的发生概率，因此有禁忌证时不宜接种或应暂缓接种。

（四）人工被动免疫

1. 定义

是给机体注射含特异性抗体的生物制剂，使之立即获得保护性免疫，以治疗或紧急预防疾病的免疫方法。

2. 常用制剂

（1）抗毒素　用类毒素免疫马，采集马血清从中分离纯化出免疫球蛋白而制备的生物制剂，主要用于治疗和紧急预防外毒素所致疾病。抗毒素对于人来说属于异种蛋白，注射前应做皮试，防止发生超敏反应。

（2）正常人免疫球蛋白　从正常人血浆提取获得，主要含 IgG 和 IgM，可用于体液免疫缺陷患者的治疗，也可用于某些病毒感染性疾病的紧急预防。

（3）人特异性免疫球蛋白　用类毒素或疫苗免疫健康志愿者，从志愿者血浆中分离提取的含有针对相应外毒素或病原体高效价特异性抗体的免疫球蛋白制剂。

3. 人工被动免疫的注意事项

防止超敏反应，注意早期和足量。

（五）疫苗接种与免疫规划

计划免疫是根据某些特定传染病的疫情监控和人群免疫水平，按照国家规定的免疫程序有计划地对人群进行疫苗接种，以提高人群免疫水平，达到控制以至最终消灭相应传染病的目的。免疫规划是指按照国家或省级卫生行政部门确定的疫苗品种、免疫程序或接种方案，在人群中有计划地进行预防接种，以预防和控制特定传染病的发生和流行。

（六）新型疫苗及其发展

（1）亚单位疫苗　从病原体结构中提取含有保护性免疫原成分制备的疫苗，减少了不良反应并提高了疫苗效果，但免疫原性较低，需和佐剂合用。

（2）结合疫苗　将细菌荚膜多糖和蛋白类抗原连接而制备的疫苗，诱导机体对荚膜多糖产生 IgG 类抗体，提高免疫效果。

（3）合成肽疫苗　人工设计并合成的多肽疫苗，比天然蛋白质抗原更小，加入佐剂可提高免疫效果。

（4）基因工程疫苗　利用基因工程技术设计的疫苗，包括重组抗原疫苗（recombinant antigen vaccine）、重组载体疫苗（recombinant vector vaccine）、DNA 疫苗（DNA vaccine）和转基因植物口服疫苗（oral vaccine in transgenic plants）。

（5）治疗性疫苗　指具有治疗作用的新型疫苗。

（七）疫苗的应用

（1）防控传染病　疫苗对传染病的防控发挥重要的作用，也是未来应用疫苗的首要任务。

（2）抗肿瘤　利用肿瘤免疫机制设计的治疗性肿瘤疫苗以及针对某些与肿瘤发生密切相关的微生物的疫苗，在抗肿瘤过程中可以发挥重要作用。

（3）避孕　人促绒毛膜性腺激素（hCG）避孕疫苗，通过诱导机体产生 hCG 抗体，达到避孕效果。

二、免疫治疗

（一）定义与分类

（1）免疫治疗（immunotherapy）是根据免疫学原理，针对疾病的发生机制，应用免疫分子制剂、免疫细胞或其他免疫制剂干预或调整机体的免疫功能，从而达到治疗疾病的目的。

（2）根据免疫干预方式，免疫治疗方法可分为免疫增强疗法、免疫抑制疗法和免疫重建疗法。

（二）免疫增强疗法

给机体输入具有促进或调节免疫功能的生物应答调节剂或免疫细胞制剂，使机体的免疫功能上调。生物应答调节剂包括免疫分子制剂、微生物及其产物制剂、化学合成药物和多糖类制剂。

1. 免疫分子制剂

（1）多克隆抗体　包括用抗毒素制剂、正常人免疫球蛋白制剂和人特异性免疫球蛋白制剂。

（2）治疗性单克隆抗体（单抗）　利用分子生物学技术对单抗进行分子改造，包括携带细胞毒物质特异性攻击肿瘤细胞的靶向治疗单抗和通过结合负性调节膜分子增强免疫应答的抗细胞膜分子的单抗。

（3）细胞因子　多种重组细胞因子制剂用于病毒性感染、肿瘤、造血功能障碍等疾病。

（4）胸腺五肽　人工合成的胸腺生成素Ⅱ的有效成分，具有调节和增强细胞免疫的作用。

（5）治疗性疫苗　包括肿瘤抗原疫苗和病原微生物疫苗，类型有重组载体疫苗、DNA 疫苗和合成肽疫苗等。

2. 微生物及其产物制剂

包括卡介苗（BCG）、短小棒状杆菌等，具有非特异性免疫刺激和增强作用，可作为佐剂用于传染病、肿瘤的辅助治疗。

3. 化学合成药物

包括左旋咪唑等药物，可非特异性激活和增强免疫功能，用于慢性感染和肿瘤的辅助治疗。

4. 多糖类制剂

从某些细菌、真菌和中药提取的多糖成分，具有免疫刺激作用。包括细菌脂多糖、灵芝多糖、枸杞多糖和黄芪多糖等。

5. 免疫细胞制剂

（1）细胞疫苗　常用于肿瘤的治疗中，包括肿瘤细胞疫苗、通过基因修饰高表达 HLA 分子及共刺激因子的改良肿瘤细胞疫苗、经携带肿瘤相关抗原基因的病毒转染的 DC 细胞疫苗等。

（2）过继性免疫细胞治疗　取自体淋巴细胞经体外培养激活和增殖后回输患者，可直接杀伤肿瘤细胞或激发机体抗肿瘤的免疫效应，称为过继性免疫细胞治疗。

（三）免疫抑制疗法

1. 定义

是应用具有免疫抑制效应的制剂调节和抑制机体的免疫功能。常用于防止和减轻移植排斥反应、治疗自身免疫性疾病和超敏反应等。

2. 种类

免疫抑制剂可分为免疫分子制剂、化学合成药物、微生物制剂和中药制剂等。

（1）免疫分子制剂

1）抗人淋巴细胞抗体：通过输入抗人淋巴细胞抗体，可结合体内 T 淋巴细胞并激活补体的溶细胞作用破坏 T 细胞。

2）治疗性单抗：包括结合 T 细胞 CD3 分子的单抗和结合细胞因子的单抗。

3）细胞因子受体拮抗剂：通过组织细胞因子与其受体结合或阻断结合后的信号转导达到抑制免疫功能的目的。

（2）化学合成药物

1）糖皮质激素：对单核 – 巨噬细胞、中性粒细胞、T 细胞、B 细胞均有较强的抑制作用；能稳定肥大细胞和嗜碱性粒细胞膜，从而减少炎症反应和超敏反应的发生。

2）环磷酰胺（cyclophosphamide，CY）：破坏 DNA 的结构与功能，抑制 DNA 复制和蛋白质合成，阻止细胞分裂。

3）硫唑嘌呤：干扰 DNA 复制和抑制蛋白质合成，阻止细胞分裂。

（3）微生物制剂

1）环孢素 A（CsA）：阻断 T 细胞内 IL – 2 基因的转录，抑制 T 细胞的活化，是防治移植排斥反应的首选药物。

2）FK – 506：类似 CsA，通过抑制 IL – 2 等细胞因子的产生和 IL – 2 受体的表达，阻断 T 细胞的活化。

3）其他：包括替麦考酚酯和雷帕霉素等，用于抑制移植排斥反应和治疗自身免疫病。

（4）中药制剂

某些传统中草药的成分具有一定程度的免疫抑制作用，如雷公藤多苷。

（四）免疫重建疗法

主要是造血干细胞移植，从患者体内或异体骨髓中分离造血干细胞，回输给患者，使其恢复造血功能而达到免疫重建。

（熊　涛）

第二十二章　免疫学检测技术的基本原理及应用

一、抗原抗体的体外检测

重点	免疫学检测技术的概念、抗原抗体反应原理、抗原抗体反应的基本类型和基本检测方法
难点	免疫标记技术
考点	免疫学检测技术的概念、抗原抗体反应原理、抗原抗体反应的基本类型和基本检测方法，抗原抗体的体外检测

速览导引图

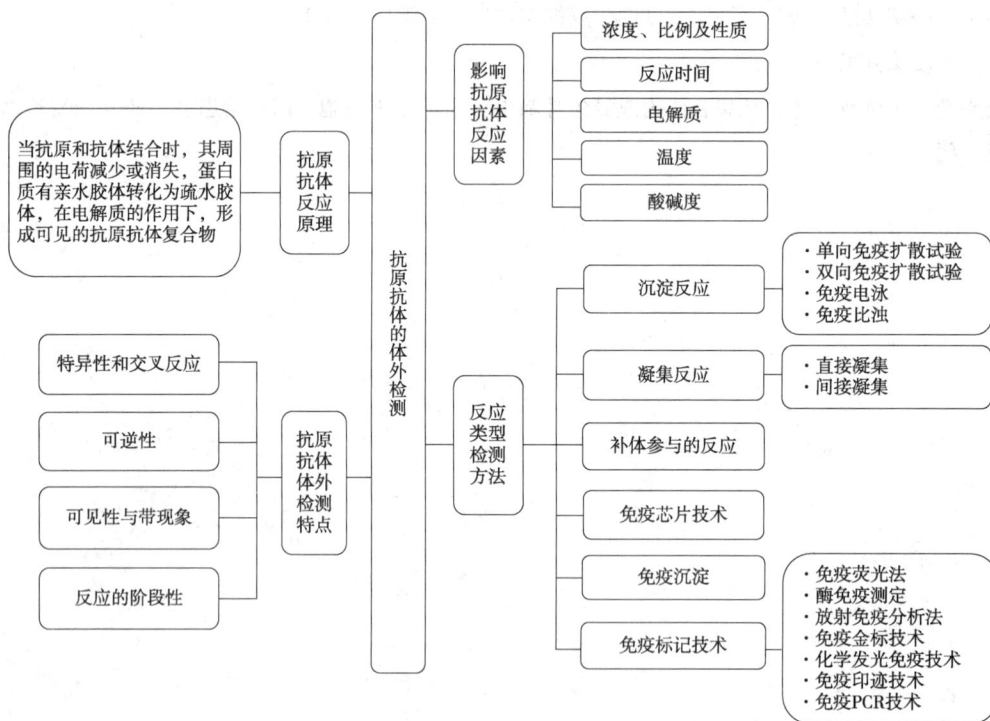

免疫学理论和技术与临床医学实践的紧密结合是现代免疫学发展的重要特征之一。免疫学诊断用免疫学技术探讨免疫相关疾病的发病机制或疾病辅助诊断，在病情监测和疗效评价中发挥作用。随着现代免疫学理论、细胞生物学以及分子生物学技术的快速发展，免疫学诊断技术也在不断地推陈出新，并利用其高特异性、高灵敏性及微量化检测的特点，在体液、细胞以及组织等多个层面，对各种多肽、蛋白质等物质进行定性、定量、定位或功能检测。本章将对常规的及新的免疫学检测方法的原理、操作和意义作简要介绍。

（一）概念

免疫学检测技术是通过免疫学、细胞与分子生物学、物理、化学及电子信息理论或技术，对免疫细胞、免疫分子及相关基因型等进行定性或定量检测的技术方法及手段。

（二）抗原抗体体外检测的类型

用已知抗原检测相应抗体，如临床上检测患者血清中抗病原微生物抗体、血型抗体及自身抗体等；用已知抗体检测病原微生物及大分子产物、各种蛋白、激素、细胞因子及各种生物标志物，可以定性也可以定量。

（三）抗原抗体结合反应的特点

抗体及大多数抗原为水溶性蛋白类胶体物质，含有大量带有电荷氨基和羧基残基，由于电荷的互斥作用，蛋白质不会自行聚合。当抗原和相应抗体在体内或者体外发生结合时，电荷减少或消失、电子云消失，蛋白质由亲水胶体转化为疏水胶体，在电解质作用下，形成可见的抗原抗体复合物。

1. 特异性和交叉反应

抗原抗体反应实质上是抗原表位与抗体超变区抗原结合位点之间的结合，这种高度特异性结合形同钥匙和锁的关系。如果两种不同的抗原分子上有相同的抗原表位或抗原抗体间构型部分相同皆可出现交叉反应。一般来说，多克隆抗体比单克隆抗体更容易发生交叉反应。为避免交叉反应干扰免疫学诊断，常用共同抗原与某一多价特异性抗血清反应，除去所形成的抗原抗体复合物，即可制备成单价特异性抗血清。

2. 可逆性

抗原抗体反应为抗原与抗体分子表面基团的非共价结合，所形成的抗原抗体复合物并不牢固，在一定条件下可解离。解离后的抗原或抗体分子均能保持未结合前的结构、活性及特异性，可以与其对应的抗体或抗原分子再结合，解离后的抗原或抗体利用这一特征可以分离纯化特异性抗体或抗原，免疫技术中的亲和层析就是以此为根据来纯化抗原或抗体。解离取决于两方面因素：一是抗体与相应抗原的亲和力，抗体亲和性越高，形成的抗原抗体复合物越不容易解离。二是环境因素对复合物的影响，如温度、酸碱度和离子强度，因此改变 pH 值和离子强度是最常用的促解离方法。

3. 可见性和带现象

抗原抗体复合物的生成量与反应物的浓度有关。在恒定量的抗体中逐渐增加抗原量，免疫复合物的沉淀量逐渐增加，然后沉淀又逐渐减少。在这一过程中，反应曲线出现三个区域：①抗体过剩区：抗原总量不足以和全部抗体反应，可检测到游离的抗体，此为前带（prezone）现象。②等价区：加入的抗原量足以结合所有抗体量恒定，抗原量递增，检测不到游离的抗原或游离的抗体，在等价区抗原抗体充分结合，沉淀物或凝集物形成快且多，此时的抗原抗体比例称为最适比。③抗原过剩区：抗原量多于结合所有抗体所需的量，过剩的抗原形成可溶性免疫复合物，导致被沉淀（或被凝集）的抗体减少，此为后带（postzone）现象。

4. 反应的阶段性

抗原抗体反应可分为两个阶段。第一阶段是抗原抗体特异性结合阶段，该阶段反应迅速，可在数秒至数分钟内完成，一般不出现肉眼可见现象；第二阶段为可见反应阶段，是小的抗原抗体复合物之间靠正、负电荷吸引形成较大复合物的过程，此阶段反应慢，所需时间从数分钟、数小时至数日不等。但这两个阶段难以严格区分，且易受电解质、温度和酸碱度等多种条件的影响。

（四）影响抗原抗体反应的因素

1. 浓度、比例及性质

为抗原－抗体反应的重要因素，直接关系到两者结合后是否能出现肉眼可见的反应。

2. 反应时间

反应时间越长，结合的机会越多，复合物形成越多。

3. 电解质

在电解质中反应是抗原抗体出现可见反应的条件，抗原抗体发生特异性反应后，由亲水胶体变为疏水胶体，电解质的存在使抗原抗体复合物失去电荷而聚集，出现可见反应。

4. 温度

适当的温度可以增加抗原分子与抗体分子的碰撞机会，使反应加速。但若温度高于56℃，可导致已结合的抗原抗体再解离，甚至导致抗体变形或破坏；常用的抗原抗体反应温度为37℃；但每种实验都有独有的最适反应温度，如冷凝集素在4℃左右与红细胞结合最好，而20℃以上反而解离。

5. 酸碱度

最适 pH 在 6~8 之间。

（五）抗原抗体的反应类型和常见检测方法

1. 沉淀反应

比例合适的可溶性抗原与相应的抗体在电解质中存在时，两者结合出现沉淀物，称为沉淀反应。

（1）单向免疫扩散实验　将一定量已知抗体混于琼脂凝胶制成琼脂板，在适当位置打孔加入抗原，抗原扩散与琼脂中的抗体相遇形成以抗原为中心的免疫复合物沉淀环，环的直径与抗原含量成正比。

（2）双向免疫扩散实验　在琼脂板上相隔一定距离打数个孔，相邻两孔中分别加入抗原及抗体，于适宜温度使其自由扩散，则相遇处可形成肉眼可见沉淀线，若体系含两种以上抗原－抗体系统，则可出现两条以上沉淀线。

（3）免疫电泳　是将琼脂电泳和双向琼脂扩散相结合的技术，先将待测标本进行琼脂凝胶电泳，再加入相应免疫血清，使抗原抗体双向扩散，在比例合适部位形成特异的抗原抗体沉淀弧线，每条弧线代表一组抗原抗体复合物，对免疫球蛋白缺损或增多疾病的诊断或鉴别诊断有重要意义。

（4）免疫比浊　于一定量抗体中加入不同浓度抗原，所形成免疫复合物致液体浑浊，浊度与免疫复合物的量呈正相关。

2. 凝集反应

颗粒性抗原与相应抗体结合，在有电解质存在的条件下，经过一定时间作用，出现肉眼可见的凝集反应。根据参与颗粒不同，可分为直接凝集反应和间接凝集反应两类。如血型鉴定及血凝抑制试验。

3. 补体参与抗原抗体反应

主要包括溶血反应、补体介导的细胞毒性试验。

4. 免疫沉淀

将蛋白质视为抗原，并利用抗体与之进行特异性结合的特性来研究蛋白质间的交互作用。可用来分离和浓缩出特定蛋白质。

5. 免疫标记技术

将荧光素、酶、放射性核素、胶体金、化学发光物质等示踪剂高敏感性与抗原抗体反应的特异性结合，进行抗原抗体反应的检测方法，具有灵敏度高、快速、可定性、定量、定位等优点。

（1）免疫荧光法　分为直接荧光法（利用特异性荧光抗体标记检测相应抗原）、间接荧光法（用相应抗体与标本中抗原相结合，再用荧光素二抗进行检测）。

（2）酶免疫测定　分为酶联免疫吸附试验（用于测定可溶性抗原或抗体）和酶免疫组织化学技术（测定组织或细胞中的抗原）。

（3）放射免疫分析法　用放射性核素标记抗原或者抗体进行免疫学检测的免疫标记技术。常用的放射性核素有^{125}I 和^{131}I，分为液相法和固相法两种，常用于微量物质的测定。

（4）免疫金标技术　用氯金酸（$HAuCl_4$）作为标记载体，目前有免疫层析法、斑点免疫金渗透法等。

（5）化学发光免疫技术　利用发光物质（吖啶酯、鲁米诺等）标记抗原或抗体，发光物质反应激发下生成激发态中间体，当回复至稳定的基态时发射光子，通过自动发光分析仪测定光子的量，可反映待测样品中抗原或者抗体的含量。

（6）免疫印迹技术　通过 SDS－聚丙烯酰胺凝胶电泳分离蛋白质并确定其分子量，目前广泛应用于临床微生物学和免疫学检测。

（7）免疫 PCR（IM－PCR）技术　将抗原抗体反应的特异性与 PCR 扩增的高灵敏性结合的一种微量抗原检测技术，可采用直接法、间接法和双抗体夹心法。

（8）免疫电镜技术　是将抗原抗体反应的特异性和电子显微镜的高分辨率相结合在亚细胞和超微结构水平上对抗原进行定位分析的一种高精确度、灵敏的技术，以电镜观察可见电子致密物质的所在位置，识别抗原、抗体反应部位的方法。

6. 免疫芯片技术

一种高通量的蛋白功能分析技术，又称蛋白质微阵列，原理是将各种已知蛋白质有序固定于介质载体形成微矩阵，使之成为检测芯片，在液相载体中捕获能与之特异结合的存在于人体的待测蛋白，再用荧光标记的特定抗体与芯片对应的蛋白质结合，再测定芯片各点的荧光强度，用于蛋白质表达谱分析，研究蛋白质与蛋白质、DNA－蛋白质、RNA－蛋白质的相互作用，筛选药物作用的蛋白靶点。

二、免疫细胞及其亚群的检测

重点	免疫细胞的分离、鉴定与计数、类型及免疫细胞功能测定
难点	免疫细胞的功能检测
考点	免疫细胞分离的常用方法及免疫细胞的特异性、数量和功能检测

速览导引图

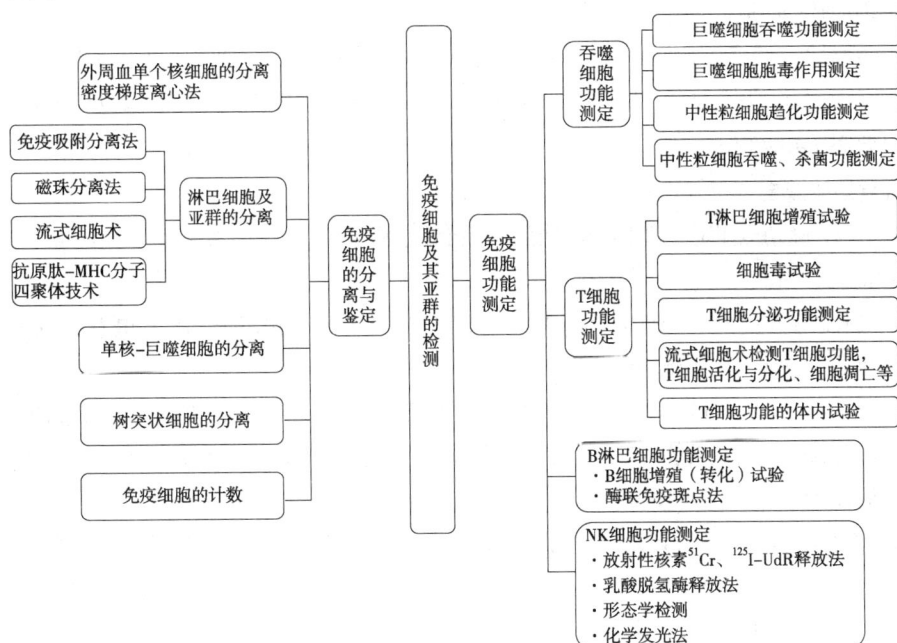

（一）免疫细胞主要来源

免疫细胞的主要来源是外周血，由骨髓、胸腺、脾脏、淋巴结等产生。

（二） 免疫细胞的分离

1. 外周血单个核细胞（PBMC）分离

PBMC 主要包括淋巴细胞与单核细胞，利用葡聚糖、泛影葡胺的适当比例制备一定比重的淋巴细胞分离液进行密度梯度离心来进行分离。抗凝血在比重 1.077 的分离液中离心后红细胞沉于管底，多形核白细胞在红细胞表面，血小板悬浮于血浆层，PBMC 位于血浆层与分离液之间。

2. 淋巴细胞及其亚群的分离

（1）免疫吸附分离法　用已知抗原抗体包被聚苯乙烯培养板，加入外周血单个核细胞或淋巴悬液，表达相应表面标志的细胞结合于培养板表面，与悬液中其他细胞分开。

（2）磁珠分离法（IMB）　利用特异性抗体与磁珠微粒交联，再与表达相应膜抗原的细胞结合，应用强磁场分离 IMB 及其吸附的细胞，对特定的细胞进行分选。

（3）流式细胞术（FCM）　借助荧光激活细胞分类仪对细胞进行快速分类的技术，可分类收集所需细胞，同时分析细胞表面多个分子及其表达水平。亦能进行细胞周期、细胞凋亡、细胞活化状况的分析。

（4）抗原肽 - MHC 分子四聚体技术　将人工表达的特异性抗原肽段、可溶性 MHC - I 类分子重链及 β_2 微球蛋白在体外正确折叠装成的抗原肽 - MHC 四聚复合物，作为 TCR 结合的亲和力配体，借助亲和素 - 生物素的原理，通过流式细胞仪分选获得特异性 T 细胞克隆，分析细胞表面分子、细胞内效应分子，通常检测和分离特异性 T 细胞。

3. 单核 - 吞噬细胞分离

体外通过 Percoll 连续密度梯度离心法或平皿黏附法分离（阳性分选）可获取外周血单核细胞。

体内可采用斑蝥敷贴法从组织渗出液中获取巨噬细胞。

4. 树突状细胞分离

可在获取外周血单个核细胞的基础上去除 T 细胞、NK 细胞、单核细胞，贴壁富集、磁珠分选等方法获得；经 CSF、IL - 4 等细胞因子诱生后鉴定 CD1a、CD83 膜分子获得。

（三）免疫细胞的计数

计数板显微镜对单一免疫细胞直接计数是免疫细胞计数最直接的方法。亦可根据淋巴细胞表面标志进行分类计数淋巴细胞亚群，目前可用免疫荧光技术、细胞毒试验、流式细胞术、葡萄球菌花环试验及免疫组织化学检测。

（四）免疫细胞功能测定

1. 吞噬细胞功能测定

（1）巨噬细胞吞噬功能测定　取组织渗出液或小鼠腹腔液涂片、干燥、染色，在显微镜下观察，计算吞噬百分率和吞噬指数。

（2）巨噬细胞胞毒作用测定　将 IFN - γ 激活小鼠腹腔巨噬细胞，作用于 ^{125}I - UdR 标记的 DBA/2 小鼠肥大细胞瘤 p815 细胞，判断其细胞胞毒作用。

（3）中性粒细胞趋化功能测定　Boyden 小室法（又称滤膜小室法）；琼脂糖平板法观察细胞定向移动能力。

（4）中性粒细胞吞噬、杀菌功能测定　中性粒细胞噬菌试验、硝基蓝四氮唑还原试验、化学发光试验。

2. T 细胞功能测定

（1）T 淋巴细胞增殖试验　特异性抗原或有丝分裂原可以体外刺激正常机体的 T 淋巴细胞分化、增殖。不同刺激物可刺激不同淋巴细胞分化增殖，从而反应不同淋巴细胞亚群的功能状态。常见的检查方法有形态学方法、MTT 法或 CCK - 8 法及同位素法。

（2）细胞毒试验　是检测 CTL、NK 等细胞杀伤靶细胞活性的一种细胞学实验，主要用于检测机体抗肿瘤、抗病毒免疫功能或排斥反应。常见的检查方法有：放射性核素释放法、形态学检测法、流式细胞术、靶细胞凋亡检测。

（3）T细胞分泌功能测定　通过免疫学、细胞学及分子生物学方法检测细胞因子含量、生物活性或基因表达水平，分析T细胞功能状态。也可用ELISPOT法。

（4）流式细胞术对T细胞功能的检测　通过T细胞内钙离子、蛋白磷酸、细胞表面活化分子和细胞内外细胞因子的表达检测，分析T细胞活化与分化、细胞凋亡等状况。

（5）T细胞功能的体内试验　该试验包括接触性超敏反应、移植物抗宿主反应、迟发型超敏反应等。

3. B淋巴细胞功能的测定

（1）B细胞增殖（转化）试验　美洲商陆丝裂原（PWM）、葡萄球菌A蛋白的菌体（SAC）、脂多糖（LPS）、抗IgM抗体及EB病毒等刺激B淋巴细胞转化为淋巴母细胞，可通过形态学方法、同位素掺入法、能量代谢等多种方法检测。

（2）酶联免疫斑点法（ELISPOT）　可同时检测不同抗原诱导的抗体分泌，稳定、特异，抗原用量少；可检测分泌抗体的单个细胞，也可检测产生细胞因子的单个活化T淋巴细胞。

4. NK细胞功能试验

（1）放射性核素^{51}Cr、^{125}I-UdR释放法　与T细胞介导细胞毒试验相似。

（2）乳酸脱氢酶释放法　通过测量上清中乳酸脱氢酶的活性来反映NK细胞的杀伤功能。

（3）形态学检测　通过台盼蓝进行细胞染色，活细胞不着色，计数蓝色死亡细胞所占总细胞的比率推断NK细胞活性。

（4）化学发光法　发光量与NK细胞杀伤能力相关。

三、免疫分子检测及其应用

重点	免疫分子检测及其应用
难点	免疫分子的检测
考点	细胞因子的生物学活性检测法

速览导引图

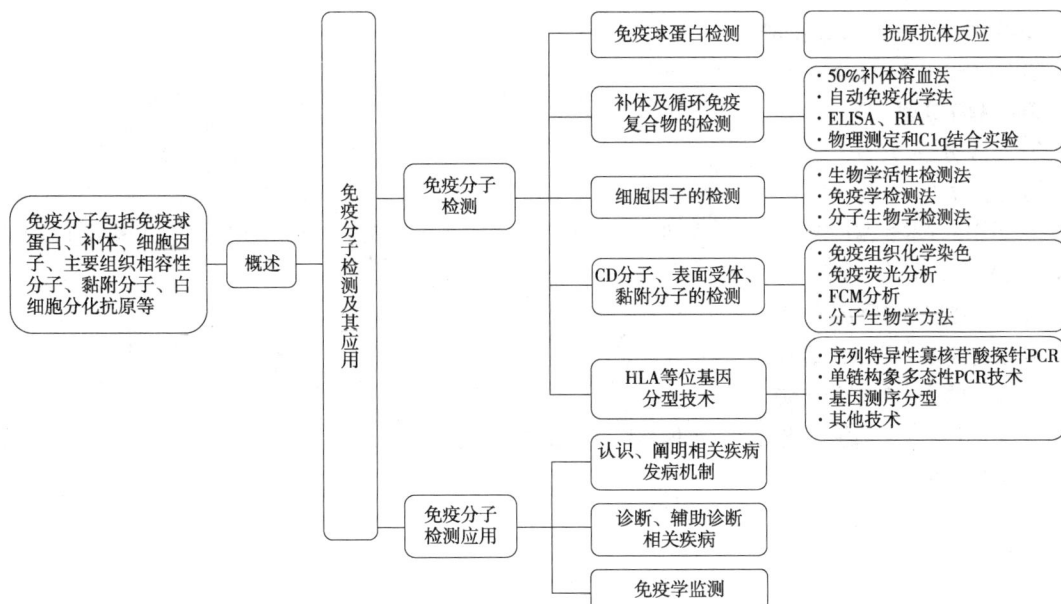

（一）概述

免疫分子包括免疫球蛋白、补体、细胞因子、主要组织相容性分子、黏附分子、白细胞分化抗原等。

（二）免疫球蛋白检测

免疫球蛋白测定原理为抗原抗体反应。

（三）补体及循环免疫复合物的检测

1. 补体总活性测定

50%补体溶血法（CH50），通常以50%溶血所需的最小补体量表示补体总活性。自动免疫化学法可检测补体成分，可反映补体成分的绝对值，是当前最主要检测方法。单个补体成分的测定则借助 ELISA、RIA 等方法。

2. 循环免疫复合物检测主要有物理测定法和 C1q 结合实验

（四）细胞因子的检测

1. 生物活性检测法

（1）促进细胞增殖和增殖抑制法 将不同稀释度待测样品或细胞因子标准品与特定靶细胞共培养，然后检测增殖或增殖抑制细胞数。

（2）抗病毒活性测定法 可用于检测干扰素含量。

（3）靶细胞杀伤法 根据某些因子能在体外杀伤靶细胞而设计，可用乳酸脱氢酶释放法、^{51}Cr 释放法以及细胞凋亡检测判定细胞的杀伤率。

（4）趋化活性测定法 检测细胞定向迁移能力。

2. 免疫学检测法

（1）分泌性细胞因子检测 主要方法有免疫斑点法、ELISA、RIA、ELISPOT、免疫印迹法和免疫 PCR 等。

（2）胞内细胞因子检测 采用流式细胞术检测不同细胞亚群胞内的细胞因子。

3. 分子生物学方法

RNA 印迹法、核酸酶保护分析法和原位杂交法等。

（五）CD 分子、表面受体、黏附分子的检测

可用常规的免疫组织细胞化学染色及免疫荧光染色和 FCM 分析，也可用分子生物学方法检测。

（六）HLA 等位基因分型技术

1. 序列特异性寡核苷酸探针 PCR 技术

用于 HLA – Ⅰ和Ⅱ类 DNA 分型。

2. 单链构象多态性 PCR 技术

可鉴别编码 HLA – Ⅱ类抗原基因的多态性。

3. 基因测序分型

用于 HLA 分型。

4. 其他技术

有指纹图谱技术、基因芯片技术、序列特异性引物聚合酶链反应技术、限制性片段长度多态性技术、单核苷酸多态性分析等检测技术。

（七）免疫学的临床应用

1. 认识阐明相关疾病发病机制

2. 诊断、辅助诊断相关疾病

用已知抗原检测未知抗体或用已知抗体检测未知抗原。

3. 免疫学监测

了解疾病的病程变化、观察疗效、判断预后。

（任碧琼）